サイエンス超簡潔講座

# 感染症

マルタ・L・ウェイン，ベンジャミン・M・ボルカー＝著
山本太郎＝監訳　青山 薫＝訳



NEWTON PRESS

Infectious Disease: A Very Short Introduction was originally published in English in 2015. This translation is published by arrangement with Oxford University Press. NEWTON PRESS is solely responsible for this translation from the original work and Oxford University Press shall have no liability for any errors, omissions or inaccuracies or ambiguities in such translation or for any losses caused by reliance thereon.

「感染症の原因である病原体の生態と進化に着目するという、非凡な視点をもつ待望の入門書である。このテーマに関する初心者だけでなく、感染症を公衆衛生と医療の面からのみ捉えてきた人々にとっても啓発的な書となるだろう」

マーク・リプシッチ（ハーバード大学公衆衛生大学院教授、疫学）

「主要な感染症を理解するために必要な概念をまとめてアップデートしてくれる」

ディーター・エーベルト（バーゼル大学教授、動物学・進化生物学）

# 謝辞

チャーリー、ノーマ、タラ、そして亡きジャンゴに捧ぐ。

アメリカ国立衛生研究所のお力添えに感謝する。オックスフォード大学出版局の有能で見識ある編集スタッフ、特にキャシー・ケネディには心からの謝意を表したい。同僚として好意的な評価と専門的な助言を寄せてくれたラストム・アンティア、ジャニス・アントノビッチ、ジュリア・バック、ロビン・ブッシュ、ジョナサン・ダッショフ、デイビッド・アーン、デイビッド・ヒルズ、リンジー・キーガン、マーム・キルパトリック、アーロン・キング、マーク・リプシッチ、グレン・モリス、ジュリエット・プリアム、マルコ・サレーミ、デイビッド・スミスにお礼を申し上げる。もし本書に誤りや論理の飛躍が残っているようであれば、その責任の所在はいうまでもなく、著者の私たちにある。

# 目次

# 1

# はじめに

「インフェクシャス・リリック（感染するように伝わる歌詞）」や「バイラル・ビデオ（ウイルスのように爆発的に広がる動画）」――21世紀の欧米ポップカルチャーには、感染症にまつわる比喩が満ちあふれている。次に来るパンデミック[*1]（汎世界的流行）への不安が、人々の心のなかでくすぶり続けているからかもしれない。押し寄せては去っていく感染症による危機。過去10年間だけでも、人類は生物テロ、ＳＡＲＳ（重症急性呼吸器症候群）、新型（Ｈ１Ｎ１型）インフルエンザ、エボラ出血熱などの脅威にさらされてきた。

１９７０年代まで、医療関係者は「感染症はじきに過去のものとなる」と堂々と宣言していた。当時は、ウイルス性疾患を予防するワクチンと、細菌感染症を治療するための広域抗生物質さえあれば、どんな感染症の脅威にも対抗できると考えられていたのである。だが、１９８０年代以降も感染症は根絶されず、減少することすらなかった。それどころか、医療関係者が勝利を宣言していたさなかにも、「黄色ブドウ球菌」の薬剤耐性株による院内感染が広がっていた。当時、イギリスの大衆紙はこの細菌を「人喰いバクテリア」と名づけて書き立てた。日本では１９５０年代にすでに医療現場で薬剤耐性菌の発生が確認されていたが、欧米ではほとんど認識されていなかった。１９８０年代になると、ヒト免疫不全ウイルス（ＨＩＶ）が出現して事態はさらに深刻化した。ＨＩＶのワクチン開発は今日に至るまで難航している。感染症の新たな脅威を認識した[*2]米国医学研究所は１９９０年代初頭、それまで見られなかった感染症を意味する「新興感染症」、一度抑え込んだ感染症が再び出現することを意味する「再興感染症」という概念を打ち出した。

感染症とは、「ヒトからヒトへ」「動物や昆虫などからヒトへ」と生物学的因子（微生物）がうつった結果、発症する病気を指す。これに対して非感染性疾患とは、環境要因や遺伝要因などの組み合わせによって引き起こされる病気のことで、心血管疾患、糖尿病、アルツハイマー病などがこれにあたる。感染症を起こす生物学的因子は、「病原体」または「寄生体」と呼ばれている。寄生体という言葉は、以前はサナダムシやダニなどの比較的大きな病原体を説明するのに用いられていたが、現在は微生物（細菌、ウイルス、真菌）も含まれていて、病原体と寄生体という二つの用語はほぼ同義語となっている。

感染症が恐れられているのは「うつる」からだ。病原体は通常肉眼では見えないから、他人との接触を徹底的に避ける以外に手立てはない。エドガー・アラン・ポーは１８４２年に短編小説『赤死病の仮面』を発表し、感染の恐怖と、感染を避けるために他人との接触を遮断することの無益さを描いた。ポーの短編では、王と裕福な貴族たちが赤死病と呼ばれ

＊１　一定の地域を超えて世界的に流行すること。一定の地域や集団において、ある疾病の罹患者《りかんしゃ》が通常の予測を超えて大量に発生することをエピデミック（地域的流行）という

＊２　２０１５年に全米医学アカデミーに名称を変更

る疫病を免れるために城の奥に引きこもる。だが結局、王が開いた仮面舞踏会に仮装した見知らぬ人物が紛れ込み、万全の予防策を講じていたにもかかわらず、全員が病に倒れる。

確かに効果はなかったかもしれないが、王と貴族たちがとった対策――病気の感染経路を封じること――は、それまでの長い人類の歴史において感染症と闘う唯一の方法だった。小説が書かれた19世紀半ばまでは感染のしくみがわかっていなかったため、エピデミック（地域的流行）が発生したときには、感染地域との接触を断つ以外に方法はなかった。１６６５年、アイザック・ニュートンはペスト禍のロンドンを離れて田舎に戻っていた時期に、微積分学や万有引力の着想を得た。同年、イングランドの小さな村、イームの人々は村人にペスト患者が出始めた時点で、村人全員が自発的に自己隔離を行うことにした。最終的に村人の半数以上が亡くなったが、近隣の村や都市への感染拡大を防いだ。また、感染した可能性がある人々が他者に感染させるのを防ぐ「隔離」あるいは「検疫」を意味するquarantineという英単語は、イタリア語の「40日間」という語を語源とする。これはペストが世界的に流行した際、イタリアのベネチアに寄港しようとする船が疫病をもち込むのを避けるため、潜伏期間である40日間にわたって港の外に停泊させられた史実に由来している。

「隔離」（少なくともポーの短編の隔離よりはましなもの）は人から人へうつるのを阻止す

るが、本質的には事後の対処にすぎない。つまり、病気の脅威が深刻なことに気づいたときに初めて行われるものとなる。そのため、非感染者で非隔離地域にいる健康な人々を救うことはできるが、すでに感染してしまった個人や隔離地域に閉じ込められた不運な非感染者を救うことはできない。その一方で、感染のしくみさえ知っていれば、どんな病気に対しても有効になり得る。また、ペストはネズミのノミを介してうつるため、ネズミを駆除しないまま、人間の往来だけを阻んでも無意味だということもわかる。

「隔離」は、個人よりも集団を保護するためにある。医学が進歩するにつれて、公衆衛生は、集団的防御から個人的防御へと焦点を移していった。予防接種は、毒性を弱めた病原体（ウイルスや細菌）や毒素などの非自己物質を投与することによって、免疫系を刺激して人々を守る対策で、個人に焦点を合わせた感染症予防が初めて大きな進展を見せた例である。[3]18世紀初頭までは、[4]人痘と呼ばれる天然痘の予防接種が、アフリカ、中国、インド、オスマントルコなどで広く行われていた。それが西洋に認知されるようになったのは、1721年、駐オスマントルコ英国大使夫人だったメアリー・ウォートリー・モンタギュ

＊3　エドワード・ジェンナーが種痘を開発する以前

＊4　天然痘患者の膿《うみ》を健康な人に接種し、軽度の発症を起こさせて免疫を得る方法

ーがイギリスに紹介したことがきっかけだった。これとほぼ同時期に、イギリスの植民地だったアメリカでは、ニューイングランドの牧師コットン・マザーが行った「実験」が華々しい成功を収めた。マザーは現在のマサチューセッツ州ボストンで発生した天然痘の流行に際して、医学界の大多数の反対を押し切り、友人の医師ザブディエル・ボイルストンと一緒に人痘接種を強引に推し進めた。数名の死者は出たが、この実験によって予防接種が物理的隔離に代わる効果的な手段だということが証明された。予防接種は人の移動の自由を制限することなしに、感染症から個人を守ったのだ。

　マザーとボイルストンの実験はまた、個人の利益のための感染予防と、集団の利益のための感染予防との間に存在していた倫理的な対立をあからさまにした。当時は、人痘接種を受けた人々は天然痘にかかる心配はなくなるが、接種後の数日間は接種を受けていない人間にウイルスをうつしてしまう可能性があった。最近の予防接種の多くは非感染性物質でできているため、あまり問題視されることはないが、個人の健康と集団の健康の対立についてはいまだに活発な議論が交わされている。

　確かに、予防接種の多くは健康な人間が感染するのを防いでくれるが、すでに感染している患者を治すことはできない。個人レベルでの感染症予防は、20世紀半ばに抗生物質が出現したことでさらなる飛躍を遂げた。一般家庭でも見られるアオカビから発見され、のちに実験室で合成された史上初の抗生物質であるペニシリンは、すでに感染している個人の治療をも可能にした。治癒が可能になったことで、以前は死刑宣告に等しいと見なされていた「隔離」の恐怖がやわらいだ。

　有害な細菌感染症を治す抗生物質と、ポリオ、はしか（麻疹）、百日咳《ひゃくにちぜき》などのウイルス感染症の予防に効果的なワクチンが新たに開発されたことによって、１９７０年代の世界の公衆衛生当局者は「感染症のない未来」がすぐそこまで来ていると思い込んだ。だが、彼らはまもなく個人レベルでの感染症予防の失敗を思い知ることになる。そもそもワクチンは、人間の免疫系を刺激することで機能する。ところが、マラリアやＨＩＶの病原体は免疫を回避する（免疫から逃れる）戦略で進化するため、ワクチンの開発は通常よりもはるかに難しい。それに、抗生物質が効力を発揮するのは細菌に対してのみで、ウイルスや真菌には効かないことが多い（抗ウイルス薬、抗真菌薬も存在するが、通常の抗生物質ほどの効力はない）。結局、20世紀末には「感染症は根絶できない」という認識が広まり、研究対象は集団レベルでの予防へと逆戻りを始めた。

　従来の感染症対策は主に集団を対象としたもの（隔離）と、個人を対象としたもの（ワクチン接種と抗生物質）に二分されてきた。だが、さらに詳しく見ていけば、抗生物質も予防接種も、治療を受ける個人の保護だけでなく、集団の保護にも役立っていることがわかる。

抗生物質による治療を受けて回復した患者は他人にうつさなくなり、感染症の影響を軽減することになるからだ。患者の治癒が感染を減らすことにつながる。また、ワクチンの予防接種を受けた人は感染する可能性のある接触（くしゃみや性行為などからうつる感染症もある）があってもうつらなくなり、ここでも感染は減少する。こうした、いわゆる「集団免疫」[*5]の獲得は、予防接種による直接的な効果以上に感染拡大の規模を縮小できる。つまり、十分な数の人々に予防接種を行うことができれば、感染の連鎖を断ち切ることができるのだ。これをさらに地球規模で行えば、その感染症は天然痘のように根絶できる（環境保護論者が危惧する必要のない「絶滅」の一つだ）。

　問題が「いくつかの感染症は、他の感染症よりもコントロールが困難だ」という点だけなら、私たちは感染症との闘いにおいてゆっくりとではあるが、進歩しているといえる。近代分子生物学はさまざまな新しい抗ウイルス薬をもたらしたし、マラリアのような困難な疾患に対してもワクチン開発が進行中だ。だが、人間も病原体もどちらも生物であり、すべての生物は生態学的にも進化学的にも変化している。このことが、感染症を射止めるのが難しい「動く標的」にしているのである。人間も感染症も生態系の一部に組み込まれているという意識の高まりと、個体レベルの取り組みではそこから解放されることはないという認識が、今日の感染症研究に転機をもたらしている。

## 生態学的なプロセス——ウイルスはどのように広がるのか

否定しようとしまいと、人間も生態学の法則に支配されている。人類はいまや地球環境のほとんどを制御し、自動車は大型の捕食者（肉食獣）に代わって暴力的な死をもたらす原因の第1位となった。人類は競合する生物を退け、他の生物を家畜化して食物連鎖の頂点に立ったが、感染症は依然として人類を、地球の生命環のなかにつなぎとめている。

生態学に関連する最も重要な疾患は、人獣共通感染症だ。病原体を保有する動物（自然宿主《しゅくしゅ》*6）からヒトにうつる新しい疾患である。エボラ出血熱（コウモリが自然宿主といわれている）が最も顕著な例かもしれないが、ＳＡＲＳ、鳥インフルエンザ（Ｈ５Ｎ１）、ハンタウイルスなども人獣共通感染症として知られている。実際、感染症の多くは動物由来で、新興感染症の大半は人獣共通感染症だ。未知の疾患に対するワクチンや新薬の開発は難しいため、新たな脅威が出現するたびに私たちは身のすくむ思いをすることになる。いつ「超ウイルス」が出現してもおかしくない。

---

*5　集団の大部分が免疫をもつことによって生じる間接的な保護効果

*6　寄生生物により寄生される側の動物や植物を宿主という。自然宿主とは、寄生生物が害を与えずに共生できる宿主。寄生生物には、発育段階によって宿主を変えるものがあり、幼生時の宿主を中間宿主、成体が寄生する宿主を終宿主または最終宿主と呼ぶ

人獣共通感染症自体は決して新しい病気ではない。天然痘は1万6000年前頃までには自然宿主であるげっ歯類からヒトにうつっていたと考えられている。はしかは9世紀ごろウシからヒトに、HIVは20世紀初頭にチンパンジーからヒトにうつった。熱帯雨林（HIVやエボラウイルスの発祥地）でも、温帯の郊外（ライム病の発祥地）でも、人口が急激に増加するとともに土地が切り開かれて、人間と動物の接触の機会はますます増えている。

人間は、動物との接触の機会を増やしただけでない。人間の移動は地球規模で加速している。個人間の接触による感染は、アイザック・ニュートンが17世紀にペストから避難したときよりも、ポーが19世紀に『赤死病の仮面』を書いたときよりも、はるかに速く、遠くまで及ぶようになった。かつてはごく狭い地域に限定された病気だった感染症も、急速にその範囲を拡大させるようになった。これは、人間の感染症だけでなく、他の動物種に影響を与える感染症にもあてはまる。こうした感染症の病原体は、旅行者の手荷物、旅行中持ち歩く食品、履いている靴などを介して運ばれる。さらに、人間の旅行や商取引が、媒介生物を介して間接的に病気をまき散らすこともある。特に昆虫は、ある生物から別の生物に病気をうつす。たとえば、中古タイヤ[*7]の輸出入は、デング熱の媒介生物、ネッタイシマカの生息域を広げている。媒介生物だけではない。人獣共通感染症の宿主を運んだ例もある。アフリカ大陸以外の国でエボラウイルスのヒトへの感染が最初に確認されたのは

1989年のことで、フィリピンからアメリカに動物実験用に輸入されたサル（カニクイザル）によるものだった。幸いにも、このウイルス株（レストン・エボラウイルス）は人間が感染しても無害であることが判明している。

人の移動が増えると、媒介生物と宿主も新しい地域へと広がる。地域環境の変化が新しい生息地での繁栄を可能にした。地球規模の気候変動によって、動物、なかでも気温の変化に敏感な昆虫が温帯地域の新たな土地に侵入できるようになった。気候変動の影響についてはいまだに意見が分かれるところだが、多くの気象学者や一部の疫学者は、デング熱やマラリアなどの蚊媒介性疾患がすでに一部の地域の新しい集団に広がっていると確信している。人間の定住様式と経済活動による局地的な環境の変化は、さらに大きな影響をもたらしつつある。たとえば、デング熱を媒介する蚊の幼虫は、中古タイヤや家庭用貯水槽のような水のたまった小さなくぼみがあれば繁殖できる。より一般的に見れば、開発途上国で人々が地方から都市へと移動すれば、コレラなどの水媒介性感染症の蔓延《まんえん》につながる深刻な下水問題に直面したり、新種の病原体をもった昆虫に遭遇したりすることになる。

＊7　再生目的で輸出入される中古タイヤの中に水がたまり、ネッタイシマカの産卵場所となる

## 進化学的なプロセス――進化し続けるウイルス

生態系は繰り返し感染症の流行をもたらすが、特に厄介なのが進化という問題だ。私たちが正面から取り組めば取り組むほど、感染症も変化する。病原体も生物なので生存のために常に闘っている。感染症をコントロールしようとする私たちの試みから偶然逃れているわけではない。実際には「自然選択」[*8]の結果として、逃れるように動かされているというほうが正しい。感染症は「動く標的」にもたとえられ、私たちが叩こうとすればするほどその動きは速くなる。進化生物学者はよくルイス・キャロルの『鏡の国のアリス』に登場する赤の女王の言葉、「その場にとどまるためには、全力で走り続けなければならない」を引用し、「生き残るためには病原体も進化し続けなければならない」[*9]のだと説明している。

感染症はあらゆる予防戦略に対して、進化的な対抗策を用意している。細菌は人間が抗生物質を使い始めたのに応じて、抗生物質耐性を進化させたのではない。３万年前の凍土から抽出されたＤＮＡからも、現代の変異体に似た抗生物質耐性遺伝子が発見されている。これは驚くことではない。抗生物質を発明したのは人間ではなく、人間はむしろ、真菌が細菌と闘うための戦略として進化させた抗生物質を取り入れるかたちで利用しただけなのである。抗生物質が医学と農業の両方で広く使われるようになると、感受性の高い細菌（感受性菌）の大多数が死滅するなかで、一つの感受性菌が突然変異を起こして一種類以上の抗生物質に対する耐性を獲得する。マラリアを発症させるマラリア原虫などの生物も進化して、治療薬に対する耐性を獲得している。エイズ患者に薬剤を複数組み合わせて投与する「多剤併用療法」を行うのは、単一の薬剤を投与すると、ウイルスは患者の体内で、数週間以内にその薬剤に対する耐性を獲得するからだ。病原体はこのような薬剤耐性だけでなく、ワクチンに対しても耐性を進化させる。その方法は薬剤耐性とは異なり、病原体の集団内に耐性遺伝子が広がるのではなく、「株の置換」が行われ、ワクチンに対して免疫をもつ、それまであまりなかったタイプの耐性株が集団を引き継いでいくことになる。

　蚊は細菌やウイルスに比べて個体数が少なく、発生率も低いため、進化速度ははるかに遅いが、やはり人間の予防戦略に対する進化的対抗策をとることで知られている。かつて生物学者レイチェル・カーソンらは、農薬として使われていた化学物質ＤＤＴが野生生物に与える有害性について警告した。それによって、先進国ではＤＤＴの使用が禁止された。その一方で、開発途上国でも、ＤＤＴによる媒介生物制御戦略は短命に終わった。理由は、

＊8　ある生物に生じた遺伝的変異のうち生存に有利なものが生き残ること。自然淘汰ともいう

＊9　この仮説を「赤の女王仮説」と呼ぶ

ＤＤＴの大量噴霧計画を開始して10年も経たないうちに、ＤＤＴに耐性をもつ蚊が出現したからだった。

感染症学は、病原体が人間の制御手段に対して抵抗したり、回避したりする能力についてだけでなく、あらゆる側面から研究を進めてきた。感染症の病原性（それが宿主にとってどれほど有害であるか）こそが、病原体の進化の特徴だと指摘する生物学者もいる。通常は軽度の疾患が、突然変異によって厄介なものになることがあるのだ。１９９０年代後半にアメリカで発生した西ナイルウイルスの単一突然変異は、カラスにとって致命的で、異常死が相次いだ。一方、同じ変異が人間に対する西ナイルウイルスの病原性増強と関係があるかどうかはわかっていない。

突然変異はランダムに起きるが、自然選択による進化はそうではない。病原体が突然変異を起こした後、ヒトで流行し得るかどうかは生態学的条件による。進化生物学者のポール・イーワルドは、人から人への直接感染から水媒介性感染への移行といった生態学的条件の変化が、より病原性の強い感染症に有利に働く可能性があると指摘している。空の旅の世界的な増加も、感染症の生態学的変化だけでなく進化学的変化を推進する。生物学者のなかには、空間的に離れた集団同士が混ざることによって病原性が増すと考える者もいる。

## 展望――「根絶」から「共生」へ

こうした課題を踏まえると、20世紀には魅惑的な言葉として響いたであろう「感染症の根絶」は、まったくもって無邪気な考えであり、個人の保護のみで対処していてはどうにもならないことがわかる。私たちは感染症をなくすのではなく、感染症とともに生きることを学ばなければならない。

だがその一方で、感染症による悲惨な状況の軽減にも努める必要がある。21世紀に入って、「感染症の病原体を排除する」試みから、「集団レベルで感染症が広がるしくみを理解し、予測し、コントロールする」試みへの移行が見られ始めた。この新しい学問分野の主要手段となるのは特効薬の開発技術ではなく、生態学と進化学だ。感染の環を理解するには生態系への理解が欠かせない。病原体はそれ自体が進化するだけでなく、それをコントロールしようとする人間の取り組みに応じて進化するからである。

# 2

## 感染の正体を探る
## ——さまざまな尺度で見る感染

感染症の特徴は「うつる」ことにある。感染は、ヒトが病気を他のヒトにうつすと起こる。厳密にいえば、感染とは、「ある宿主生物の体内に定着した病原体が別の宿主の体内に移行し、そこに定着するのに成功すること」を意味する。

感染はさまざまな方法で起こる。たとえばインフルエンザ（呼吸器疾患）は、感染したヒト肺の細胞内で生成されたウイルス粒子がまず、くしゃみや咳の飛沫《ひまつ》のかたちで周囲に飛び散る。この感染粒子は、空気中または付着した物の表面で短期間生存できるので、最小限の接触で人から人にうつる。その空気を吸い込んだり、付着した直後の物に触った手で顔に触れたりすることで、ウイルス粒子は鼻にうつる。そこから、呼吸による空気の出入りによって鼻から気道へと移動し、気道から細胞内部に侵入して、宿主体内で細胞から細胞へと広がっていく。

インフルエンザウイルスや、下痢の原因となるロタウイルスなどウイルスの多くは、与えられた環境で何日も生き延びられるので、特定の物質に付着して感染を媒介する。近年、蝶ネクタイをする医師が増えたことにお気づきだろうか。これは、「通常の長いネクタイはウイルスを媒介する」ことを突き止めた研究者に対する、医師たちの回答としてのファッションだ。この感染経路が実際のインフルエンザ流行の際に重要な役割を演じるかどうかはわからないが、インフルエンザウイルスは、早期に「鼻咽頭分泌物（鼻水）」と混ざると、紙幣の上などで数日間生存することができる。

ＨＩＶ（第４章参照）や淋病などの性感染症のように、人の体の温かく湿った環境を離れると即座に不活化される（死滅して感染力を失う）病原体は、多くの場合、体液を介して直接人から人へと伝播《でんぱ》する。性的接触は、人類の進化の歴史において最も一般的な体液交換の形態だったが、病原体は輸血や薬物使用者による注射器の共用といった現代的な体液交換方法によってもうつる。

与えられた環境で生存できない病原体のなかには、別の生物、特に吸血性の昆虫やダニを「媒介生物」として利用するように進化したものもいる。この戦略は、同種の二つの宿主の間で病原体が直接移動するよりも多くの生物学的機構を必要とする。たとえば、マラリア（第６章参照）は複雑な生活環[*1]をもつ病原体の極端な例で、病原体は媒介生物である蚊の体内で大きな形質転換を行う。実際、蚊に寄生するマラリア原虫の視点に立つと、人間は原虫が一匹の蚊から別の蚊にうつるための便利な手段にすぎない。

その他の病原体のなかには、宿主の体外でもうまく生きられるものもいる。コレラ（第５章参照）、腸チフス、レジオネラ症などの感染症は、水中に生息する細菌によるもので、飲

＊１　個体の出生から消滅、または次世代をつくるまでの生活史。ライフサイクル

料水や空調設備を介して宿主から宿主にうつる。炭疽《たんそ》菌は短期間で致命的な感染症を引き起こすため、ある動物種から別の動物種に直接うつる可能性は低い。炭疽菌は長期間生息する胞子（芽胞）を形成し、放牧された家畜[*2]が土壌に付着した胞子を摂取することによって感染する。また、特定のアスペルギルス属の真菌を含む多くの真菌は本来、環境中に広く存在する自由生活性の有機体だが、ストレスや他の疾患で免疫力が低下している人の場合、感染して発症することがある。ほとんどの病原体は宿主に絶対的に依存しているが、宿主の免疫力が低下したときにのみ発症する感染症は「日和見《ひよりみ》」感染症と呼ばれる。日和見感染症の病原体は可能ならば宿主の体内で生存するが、その生活環に必ずしも宿主を必要としない。また、両生類が感染する「カエルツボカビ症」（第7章参照）は、非病原性の土壌生息性真菌と密接な関係にあるが、この真菌は偏性寄生性[*3]であるため、通常の環境では数週間しか生存できない。

## 感染を防ぐ鍵をにぎる「接触時関門」と「適合時関門」

クロード・コームズの研究によれば、感染は三段階に分けられる。(1)感染粒子が元の宿主の体内から環境に移動する、(2)感染粒子が環境や中間宿主、媒介物を介して、終宿主の近くまで移動する、(3)感染粒子が環境から、病原体が増殖できる終宿主の体内（血液、肺、肝臓など）に移動する。この三つの段階は「接触時における関門（接触時関門）」ともいえる。

　病原体が新しい宿主に移動して、その体内で増殖するためには、身体的、生化学的、免疫学的な障壁を克服する必要がある。言い換えると、病原体が接触時関門を通過できたとしても、新しい宿主と生物学的に適合できなければ増殖できないということだ。この最終段階を「適合時関門」という。宿主は、マラリアから身を守るためにヘモグロビン遺伝子が変異した鎌状赤血球のように、耐性への遺伝子変異を行うことで、この適合時関門を閉じることが可能だ。[*4] 日和見感染症も、宿主の免疫系がきちんと機能していれば、通常はここで遮断される。だが、ウイルス性疾患を防ぐためにはほとんどの場合、宿主の免疫は、自然感染かワクチン接種を通じて、その病原体に接触している必要がある。

　病原体が感染に成功するには、接触時関門と適合時関門の両方が開いている必要がある。したがって、公衆衛生対策によってこの接触時関門を閉じることが、流行の初期には特に重要になる。適合時関門は薬剤やワクチンによって閉じることができるが、どちらも常に

*2　ウシ、ウマ、メンヨウ、ヤギ、ブタなど
*3　別の生物の体内でのみ増殖可能で、それ自身が単独では増殖できない性質
*4　ただし、赤血球が鎌状になることで酸素の運搬機能が低下するため、宿主は遺伝性の貧血症になる

手に入るとは限らない。

接触時関門を閉じる方法は、第1章で紹介した「隔離」などの単純な予防戦略だけではない。水媒介性感染症には下水処理の改善、動物媒介性感染症には蚊やダニの駆除といった環境戦略も含まれる。その他の戦略として、人々に行動変容を呼びかける方法もある。アメリカ疾病予防管理センター（CDC）が行っている、インフルエンザの拡大予防のための「咳エチケット」の推奨や、西ナイルウイルスなどの蚊媒介性疾患を回避するための注意（夕暮れ時は外出しない、長袖シャツに長ズボンを着用する、虫除けを使用する）などがそれにあたる。人々の行動を変えるのは容易ではないが、病気を防ぐためには最も安上がりな方法である。有害な副作用をもたらすかもしれない物質を注射したり飲んだりする必要もない。行動を変えるだけで未知の病原体から身を守ることさえ可能になる。また、たとえ相手が現在知られているすべての感染症について検査済みだったとしても、よく知らない人と体液を交換するような行為は避けるのが賢明だ。

## 感染症流行の力学——感染症はどのように広がるのか

接触時関門と適合時関門を個人レベルで理解するのは難しいことではない。感染粒子が環境から体内に移動するのを防ぐか、感染粒子が侵入しても体内にとどまらないように免疫力をつけていれば、罹患することはないということだ。一方、集団レベルで二つの関門の影響を理解するには――たとえば、予防接種や隔離が流行を止められるかどうか判断するには――数理モデルが有効だ。実は、生物学者たちが感染症の感染機構を理解し始めたのとほぼ同時期に、数学者たちも集団における二つの関門の効果を説明するモデルの開発を開始している。１７６０年には早くも、スイスの著名な数学者・科学者一族の一人、ダニエル・ベルヌーイが、数理モデルを利用して天然痘の予防接種（つまり、一部の個人の適合時関門を閉じること）が公衆衛生をどの程度改善できるかを説明した。ベルヌーイは、予防接種によって当時の平均寿命（出生時における平均余命）を10パーセント、すなわち27歳から30歳にまで延ばせると結論づけた。18世紀は乳幼児と小児の死亡率が高かったため、出生時における平均余命は非常に短かった。

ベルヌーイのモデルでは、予防接種の直接的なメリットしか考慮されておらず、集団免疫に関する洞察が欠けている。予防接種は接種を受けた人を保護するだけでなく、感染症の蔓延を未然に防ぐことで、接種を受けていない人にも間接的な利益をもたらす。つまり、感染症を根絶するには、適合時関門と接触時関門を全面的に閉じる必要はない。言い換えれば、すべての人々が予防接種で免疫をつける必要はないし、四六時中感染予防に努める必要もないということになる。感染症が発生するたびに新規感染者数が1未満になるように、感染を抑えればよい。専門用語を使うと、「再生産数」[*5]を1未満に減らせばよいということだ。これに成功すれば、たとえ少数の不運な感染が起きたとしても、集団全体ではこの感染症は収束に向かう。

再生産数はその感染症の生態によっても変わってくる。病原体はどのくらい速く新しい感染粒子を生成できるのか。感染粒子は与えられた環境でどのくらい生き延びることができるのか。再生産数はまた、接触時関門を制御する宿主自身の生態と行動にも左右される。宿主が住む地域の人口はどのくらい密集しているか。宿主同士はどのくらいの頻度で、どのように接触するのか。さらに、再生産数は「感染しやすい人口」の割合によっても変化する。感染しやすい人口の割合は感染症の流行が始まり、個人が感染し、回復して（少なくとも一時的に）免疫を獲得するか亡くなるかの道筋をたどるにつれて、減少していくからだ。これらの複雑な要素を無視するために、疫学者[*6]たちは、「基本再生産数」$R_0$（「アールゼロ」または「アールノート」と読む）に焦点をあてた。基本再生産数は一人の感染者が、誰も免疫をもたない集団に加わったとき、平均して何人に直接感染させるかという人数で、病態生物学と社会構造の関係を測る基本的な尺度となっている。基本再生産数は、感染症がすでに集団全体にどのくらい広がっているかについては考えない。もし、基本再生産数が1より小さくなるように適合時関門と接触時関門を閉じることができれば、流行している感染症を抑えられるだけでなく、感染を最初から防ぐことも可能だ。

疾病管理において、集団の平均値を見る考え方が重要だと最初に認識したのは、熱帯病学者のロナルド・ロスだ。ロスは、蚊の個体数を閾値《いきち》*7未満に減らすことで、蚊を完全に排除しなくてもマラリアを根絶できることを証明した。ロスが考案した「マラリア伝播の数理モデル」によれば、1人の感染者が新たに感染させる人間が平均1人未満ならば流行を抑えられる（第6章で説明するが、蚊の駆除をはじめとする接触時関門と適合時関門を閉じる方法は、一部の地域ではマラリア根絶に成功したが、世界的に見るといまだ成功していない）。ロスは、マラリアの生活環を解明して、1902年にノーベル生理学・医学賞を受賞した。ノーベル財団の公式サイトにあるロスの略歴には、「おそらく彼の最大の貢献は、マラリアの疫学研究のために行った数理モデルの開発である」と記されている。

ロスの数理モデルは、感染症の流行を予測する「区画モデル」としては最も古いものの一つだ。疾患の状態に応じて集団をいくつかの区画に分類し、個人がある状態から別の状態

*5　一人の感染者が、誰も免疫をもたない人口集団に加わったとき、平均して何人に直接感染させるかという人数
*6　疫学は、個人ではなく集団を対象として、病気の原因や流行を数量的に研究する医学分野
*7　その値を超えると動作や反応、意味内容が変わってくる数値的な境目、境界となる値

に移行する速度（遷移速度）を追う。区画モデルのなかでも最も単純で普及しているのが、「ＳＩＲモデル」と呼ばれるものだ。これは集団を、感受性保持者（Ｓ）、感染者（Ｉ）、回復者または免疫保持者（Ｒ）の三つに分けたものである。Ｓの感受性保持者は、「感染する可能性はあるが、現時点では感染していない者（つまり、適合時関門が開いている者）」、Ｉの感染者は、「病気にかかっていて、ヒトにうつす可能性がある者（つまり、感染していると同時にヒトを「感染させる可能性のある」者）」、Ｒの回復者または免疫保持者は、「感染から回復して、少なくとも一時的に免疫を獲得した者」を指す。

　この区画モデルをもとにして、数多くのバリエーションが生まれた。たとえば、ＳＩＳモデルは淋病のモデルだ。一度感染しても有効な免疫は得られず再感染する病気なので、感染者（Ｉ）は抗生物質を服用するなどして治癒すると、再び感受性保持者（Ｓ）に戻る。区画モデルに関しては、これまで何十冊もの本や何千もの科学論文が書かれている。基本となるモデルは非常に単純なものだったが、研究者たちはあらゆる種類の複雑さを加えていった。適合時関門に関しては遺伝学、年齢、栄養状態などの影響を考慮し、接触時関門に関しては社会的、空間的なネットワークのさまざまな縮図を用いてモデルを構築した。区画モデルは、インフルエンザ流行の空間的な広がりを把握するために、アメリカ国民一人ひとりの行動と感染状態を追跡する、大規模なコンピューターシミュレーションの基本構造にもなっている。

特定の感染症の生物学的事実に現実的かつ真摯に向き合うことは確かに重要だ。だが、区画モデルがいまだに疫学モデルの主流となっているのは、たとえ単純なモデルであっても、集団において感染症が広がっていく際の主要な特徴を捉えているからだ。特にその疾患に関する重要な情報が乏しい場合（疫学者たちにとってはおなじみの状況だ）、結果は慎重に解釈するべきだが、過度なくらい単純化したモデルのほうが複雑すぎるモデルよりも有用なことがある。

区画モデルでは通常、集団内のすべての人間が（出生時から、あるいは性感染症の場合は性行動が活発になる時期から）特定の疾患に等しく感染しやすいと想定する。感受性保持者は、咳やくしゃみ、体液の交換などなんらかのかたちで感染者と接触することによって感染する。感染率は一般に、集団における感染者の割合が高くなるにつれて増加するが、その詳細はモデルによって大きく異なる。感染者は病気を広める「感染性期」[*8]を経て回復すると、その病気に対して有効な免疫を獲得した者の区画に移行する。これまで見てきたように、区画モデルには多数のバリエーションが考えられる。たとえば、集団を年齢、性別、地理

＊8　症状の有無にかかわらず、感染性があり、他人を感染させ得る期間

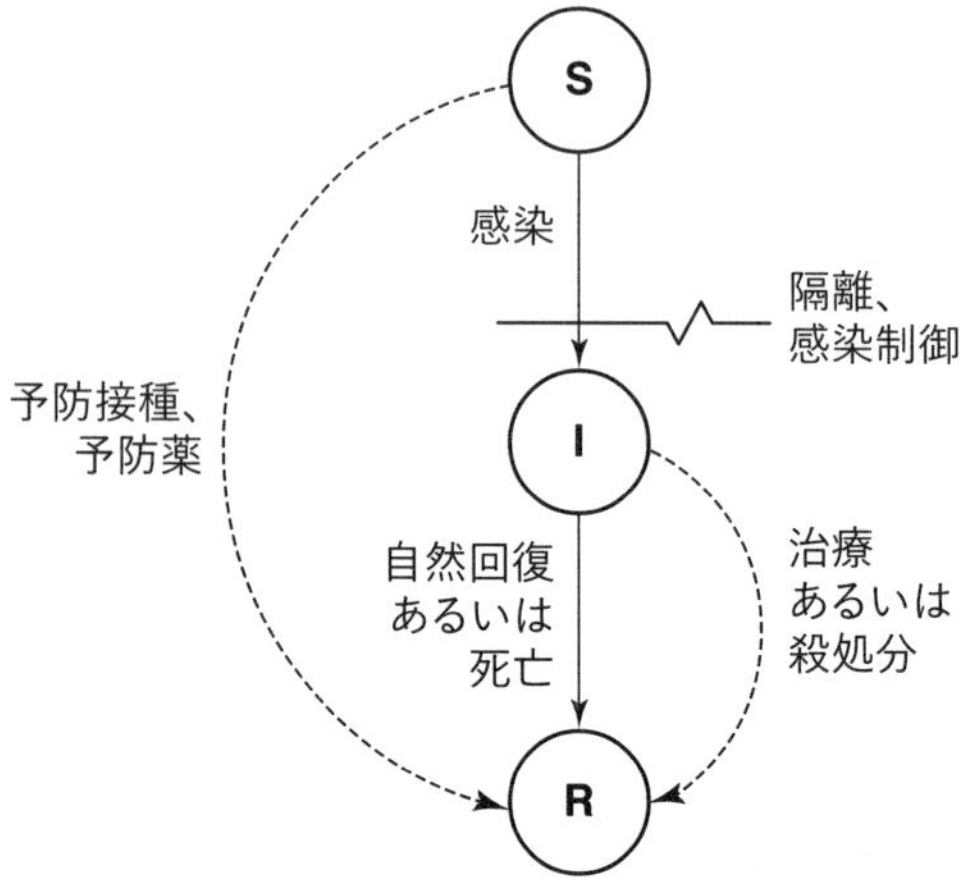


**図1**　SIRモデル。S（感受性保持者）→I（感染者）→R（回復者または免疫保持者）という、ヒトや動物の三つの病期における流れを区画化して説明する。区画と区画の間に殺処分、治療、隔離などが介入することによって、移行を速めたり、防いだりすることができる。

的な位置によって分類するモデル、ある程度の期間を経た人を回復者または免疫保持者の区画から感受性保持者の区画に戻すモデル、病気を感染させる速度の個人による違いを考慮したモデルなどがある。

数理モデルの基礎となる数学にそれほど深く踏み込まなくても、ＳＩＲモデルの構造（図1）は、感染症の制御戦略を分類するのに役立つ。最も一般的な制御戦略は、予防接種によって適合時関門を閉じる（つまり、病気になってから治す薬ではなく、予防のためのワクチンを与える）ことである。そうすれば、個人が感染者（Ｉ）の区画を通ることなく、感受性保持者（Ｓ）の区画から、回復者または免疫保持者（R）の区画に直接移行できる。他の感染症対策は、なんらかのかたちで接触時関門に影響を与えるものが多い。野生動物や家畜の伝染病の場合、感染しやすい個体や感染した個体を殺す（殺処分する）ことで、集団全体からそれらの個体が取り除かれて、基本再生産数が1未満になることを期待する。「殺処分」とも「淘汰」とも訳されるカリングは、物議をかもすことはあるが、ウシの口蹄疫《こうていえき》ウイルスを制御する数少ない戦略の一つだ。[*9]曝露《ばくろ》後予防は、回復者または免疫保持者の区画への個人の移行率を高め、感染性期を短縮し、感受性保持者の数を減らす。最後に、隔離などの感染予防は、区画間で個人や個体を移行させることなく、感染を阻止する方法となる。

　ＳＩＲモデルがもたらすのは、疾病管理対策について考える概念的な枠組みだけではない。「一つの感染症を根絶するためにどれほどの管理が必要なのか」、また「特定の予防が集団における感染症の水準をどれだけ下げるのか」を正確に計算するための定量的な枠組みも与えてくれる。仮に、適合時関門（ワクチン接種など）または接触時関門（コンドームや清潔な注射針の支給など）のいずれかを閉じる場合の「予防率（$P$）」によって、有効な接触の一部を排除できるとしよう。すると、基本再生産数の値は$1-p$の倍数で減少する。基

＊9　感染症の病原体が体内に侵入した可能性が生じた後に、治療薬やワクチン投与によって発症を防ぐ治療行為

本再生産数が最初4だとして、0・75もしくは75パーセントの予防率を達成できれば、基本再生産数を(1－0・75)×4＝1にまで減らすことができる。

代数の知識を用いると、基本再生産数($R_0$)を1未満に減らすためには、予防率を臨界値[*10]よりも増やす必要があることがわかる(図2)。このことから、天然痘とはしかはどちらも安価で効果のあるワクチンが利用できるにもかかわらず、はしか($R_0$≒15、したがって臨界値は0・95)を根絶するよりも天然痘($R_0$≒6、臨界値は0・8)を根絶するほうが簡単な理由がわかる。さらには、たとえ有効なワクチンを入手できたとしても、マラリアを根絶するのが非常に困難な理由もわかるだろう。マラリアの基本再生産数は一部地域では100を超えると推定されているため、臨界値は99パーセントを上回らなくてはならない。実際のところ、マラリアが猛威を振るっている地域でこの感染症を根絶する唯一の方法は、いくつかの異なる戦略(たとえば、ワクチン接種と蚊の駆除)を組み合わせるしかない。それぞれの戦略が(およそ)90パーセントの有効性をもてば、両者を合わせた有効性は根絶に必要とされる99パーセントレベルに達する可能性がある。

原理的には、疾病管理対策によって基本再生産数を1未満に抑えることができれば、現在起きている流行は終わる。さらに、その対策を続けるかぎり、再流行も防ぐことができる。イギリスやヨーロッパ大陸など、特定の地域内での病気の根絶は、感染症による局地

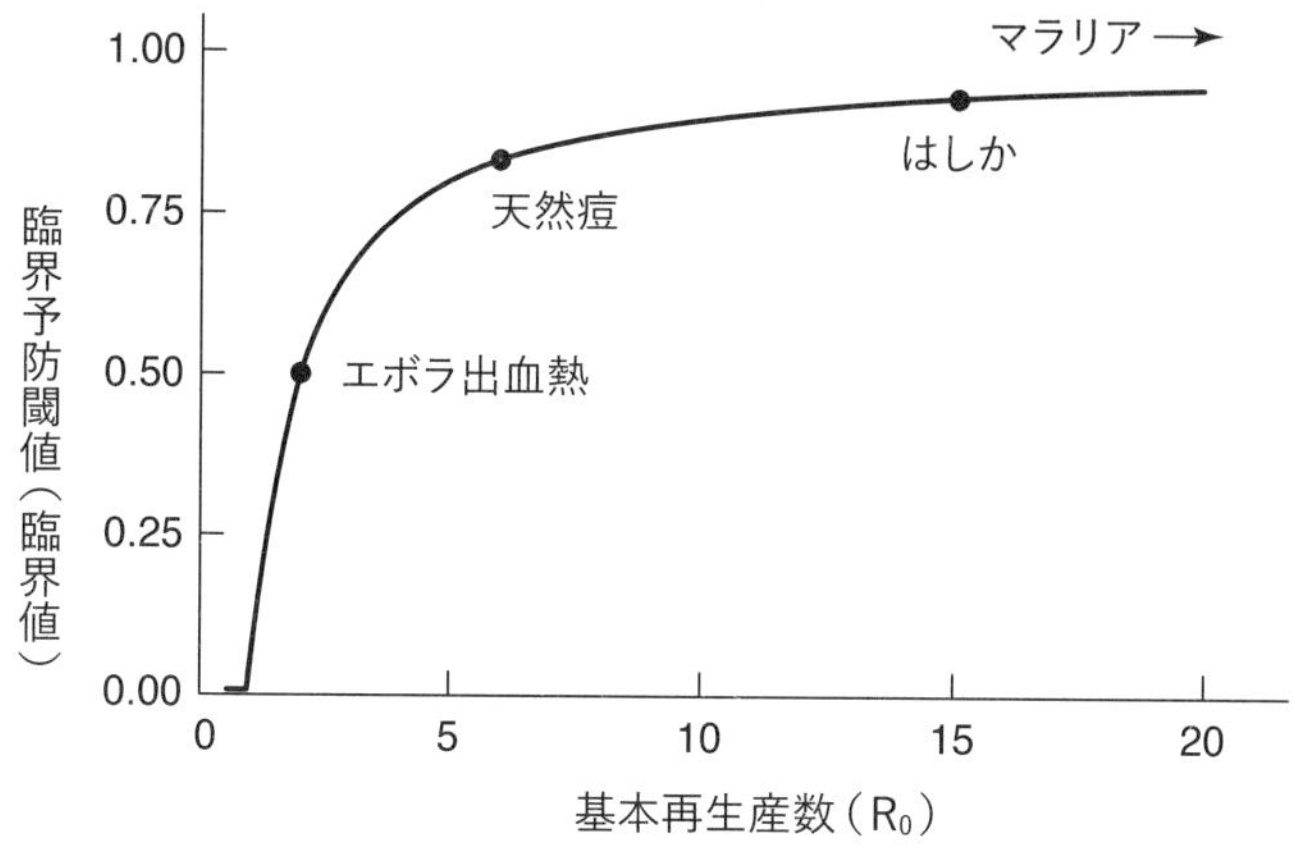


**図2**　感染症を根絶するための臨界値。それぞれの$R_0$値に基づいて、感染症を根絶するために必要な臨界値（免疫保持者と感染予防処置を受けた者の比率）を示している。

的な負担を軽減してくれるだろう。だが、その地域の公衆衛生当局がなんらかのかたちで他の地域からの病原体の流入を100パーセント防げるという確証がないかぎり、疾病対策の必要性はなくならない。これまで天然痘と牛疫（ヒトのはしかと近縁関係にある、ウシの致命的な伝染病）に限って行われてきたように、その病気を世界規模で根絶できた場合にのみ、対策を打ち切ることができる。そうなると政策の選択肢としては、感染症を単に予防するのではなく、根絶することのほうが魅力的になる。ある病気が完全になくなれば、それを管理するために使われてきた人材、物資、資金を、他の病気の制御や他の社会的目

＊10　$P_{crit}=1-1/R_0$

標に回せるからだ。

もちろん、基本再生産数を知っているからといって、感染症の制御についてすべてがわかるわけではない。たとえば、インフルエンザ（$R_0$≒2から3）やＨＩＶ（$R_0$≒2から5）などの感染症は、基本再生産数が比較的低いが、その数値から予想されるよりも制御するのが難しい。治療が受けられないケース、治療費や予防接種の費用が高額すぎるケースもあるし、治療や疾病管理対策が十分に行われていないケースもある。現在臨床試験が行われているマラリアワクチンと同レベルの、有効率50パーセント程度のワクチンは、利用可能な最も効き目のあるＨＩＶワクチン（有効率30パーセント）よりも優れているが、治療が必要な人の2倍にあたる人数が予防接種を受けなくてはならない（基本再生産数が2以上の場合、このワクチンで病気を根絶することは不可能だ）。もう一つの問題は、生物学的あるいは文化的な理由によって感染者を見つけるのが困難なことで、その結果、疾病管理担当者の目が行き届かない。生物学的理由とは、一部の人々は感染しても症状が現れないため、病気を広める可能性があることで、文化的理由とは、病気になるのは不名誉な印として人々が感染の事実を隠したがることだ。西アフリカで流行が続くエボラ出血熱の場合、当局が厳しい管理措置を講じると、感染者と接触した人々は身を隠す結果になりかねず、大きな懸念材料となっている。

区画モデルが教えてくれるのは、感染症を地域的または世界的に根絶するために必要な予防水準だけはない。それ以上の多くのこと——たとえば、予防が行われない場合に病気の発生によって影響を受ける人の数や、ある病気が集団に定着するのに必要な感受性保持者の規模——を簡単な方程式で教えてくれる。区画モデルはまた、疫学者が感染症の力学、つまり感染者の集団が時間の経過とともに変化していく様子について考察するのにも役立ってきた。

たとえば、区画モデルが最初に適用されたのは、「はしかの流行でよく見られる複数年サイクルは、必ずしも新しい遺伝子型のウイルスが数年ごとに侵入してくることを意味するわけではない」ということを説明するためだった。むしろ、感染拡大があまりにも急速に進んだため、感受性保持者がいなくなってしまい、次の大規模な集団発生が可能になるまでに数年を要したのである。同じように数学者たちは、ワクチン接種キャンペーンが病気の根絶に失敗すると、集団内の感受性保持者の数が増加することがあると指摘している。たとえワクチンの接種率が高いままであったとしても、こうした蓄積はキャンペーンの開始から数年後に病気の大規模な集団発生につながることがある。このような力学的洞察がなければ、集団発生は、「臨界水準以下の予防の直接的な結果」としてではなく、「ワクチンの有効性または疾患の伝播性が突如変化したもの」という短絡的な解釈をされてしまいかねない。

## 宿主内疾患の力学——体内で感染はどのように進行するのか

区画モデルは単純化を追求するあまり、生物学的な詳細を省略してしまう。その一つが、「個々の宿主内で疾患がどのように進行するのか」に関する説明だ。区画モデルでは、宿主が感染していようといまいと、個人の感染レベル(ウイルスに感染した細胞の数や血中のウイルスの密度など)や感染に対する個人の免疫反応については言及しない。

区画モデルは、ウイルスや細菌、真菌などの小さな病原体(マイクロパラサイト)を理解するのに適している。これらのタイプの病原体は宿主の体内で急速に増殖し、多くの宿主の体内で似たような免疫反応を誘導する傾向があるので、宿主が感染者か非感染者かという特性を示すのは合理的な単純化となる。一方、マクロパラサイト——サナダムシやマダニなどの比較的大きな寄生虫——に感染した集団では、宿主あたりの寄生虫の数は個人によって大きく異なる。

こうした個人差を説明するために、数学者はより複雑なモデルを考案する必要があった。だが、研究者たちが過去10年ほどの間に、感染粒子や感染した細胞数の変化、個人の免疫活性化レベルの変化を追究して、より複雑なマイクロパラサイトモデルを構築するにつれて、こうした個人による違いはわかりにくくなり始めた。たとえば、ＨＩＶ抗体の大部分は、感染してから1カ月以内に出現する。ＨＩＶの流行を理解したうえで、その流行を予測したければ、最近感染した人と過去に感染した人を区別するモデルを使用する必要がある。あるいは、感染者の血液中や体液中のウイルスの正確な量を調べることも必要になるかもしれない。

「感染者数の変化」と「感染した個人のウイルス量の変化」の両方をたどる入れ子式のモデルは、数学的に複雑なものとなる――集団内にいるすべての個人のすべてのウイルス粒子を追跡する難しさは想像できるはずだ。やや扱いやすいのは単独宿主モデルで、疾患が個人と個人の間でどのように広がっていくのかを無視して、典型的な一人の宿主における疾患の進行に焦点をあてる。疫学的なモデルが集団における疾患の進行を示すことによって、集団レベルでの疾患の影響と予防に関する洞察をもたらすなら、単独宿主モデルは単一個体内で疾患がどのように働くのかを理解するのに役立つ。

疫学モデルと単独宿主モデルは、対象とする範囲が異なるにもかかわらず、驚くほど類似性がある（図3）。疫学における区画モデルを、単独宿主モデル（特に複製するために宿主の細胞に侵入しなければならないウイルスのモデル）に適合させるのは難しいことではない。

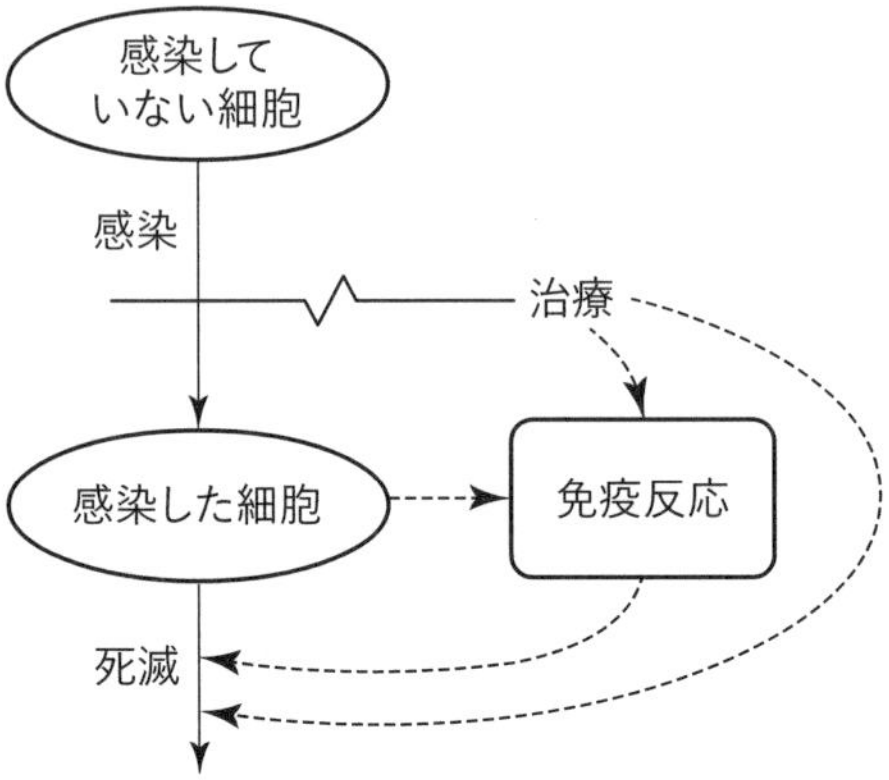


**図3**　宿主内の区画モデル。細胞の感染と感染した細胞の死滅、感染した細胞と治療による免疫反応の誘導、免疫反応と治療による感染細胞の死滅、治療による細胞間の感染阻止などを示す。

集団内の個々の宿主に感染が迅速かつ特徴的に進んで、人々を非感染者または感染者のいずれかとして扱う代わりに、宿主の「細胞」内で感染（たとえば、細胞内のウイルス粒子数）が迅速かつ特徴的に進むと仮定するのである。接触時関門と適合時関門の概念は、宿主内でも集団内と同じくらい有用で、感染が細胞から別の細胞にどのように進み、何がウイルス粒子による細胞の感染を許すのか、あるいは防ぐのかを説明することができる。

　単独宿主モデルには、細胞外にある浮遊性の感染粒子を追跡するために新しい区画が追加されることがよくあり、宿主内で活性化される免疫防御を示す用語を伴うことも多い。単独宿主モデルは通常、感染細胞の数が増えるにつれて免疫防御力が高まるものと想定している。免疫反応が十分に速くて強ければ、これらのモデルは免疫系がどのようにして自然に感染症を圧倒するかを示す。これは必ずしも、病原体が一時的に増殖して別の宿主を感染させる前である必要はない。単独宿主モデルはまた、薬物治療がどのようにして宿主内で病原体が広がる速度を落とし、免疫反応が疾患を根絶させるのかを示すこともできる。単独宿主モデルは、免疫細胞を攻撃するＨＩＶやヒトＴ細胞白血病ウイルスが正常な免疫反応をどのように悪化させるかを正確に示す。免疫系は、より多くの免疫細胞を活性化することによりウイルス感染に対応するが、同様にウイルスが増殖するための素材も提供する。これは、水の代わりにガソリンで火を消そうとするようなものだ。

## 病原性、抵抗力、耐性が感染リスクと重症化リスクを左右する

区画モデルは、はしか、ポリオ、天然痘など、集団のほぼ全員が等しく感染しやすい広範囲の病気に関して、最もよく使われる。だが、感染症に対する感受性には個体差がある。人間は一人ひとり遺伝子型や、栄養やストレスの多寡といった条件が異なる。感染症に対してどのような感染の仕方をするのか、その疾患によって死亡する可能性がどれほどあるのかについても異なる。ただし、疫学的な計画立案を行う際には、少なくとも最初のうち

はこうした詳細は無視するほうが賢明である。

一方、進化について考えると、こうした個体差を無視するのは危険なだけでなく、その個体差こそが、私たちがその答えを求めている疑問の中心となる。過去数十年間に、疫学モデルの研究者たちの研究対象は、「数日から数年単位の時間軸で、集団内で病気がどのように広がるか」ということから、「数年から数千年単位の時間軸で、病気がどのように進化するか」を推測することに変わった。どういう特定の宿主、特定の寄生微生物、特定の環境の組み合わせが、微生物が宿主を感染させることを可能にするのか。宿主が感染した結果、重症化するのか軽症ですむのかを決定づけるものは何なのかが問題となってきたということだ。

微生物の特性について、私たちはいくつか重要な区別をしなければならない。一つは、感染性（微生物が宿主を容易に感染させる可能性）と病原性（感染に成功した場合に宿主に深刻な影響を及ぼす可能性）の区別だ。私たちはしばしば、感染性と病原性を微生物ごとの「固定資産」として扱いがちだ。たとえば、天然痘の症状ははしかよりもはるかに恐ろしく、宿主を死亡させる可能性も高い。しかし、こうした傾向はその微生物や感染した宿主に固有の遺伝子構造とは関係ない。一方、はしかは常に天然痘よりも感染力が高く、天然痘はＨＩＶやエボラ出血熱よりも感染力が高い。原則として、二つの微生物と2種類の宿主は影響が「交差」し合うことが多い。つまり、一方の微生物は、2番目の宿主よりも1番目の宿主の遺伝子型に対する病原性が高く、もう一方の微生物は1番目の宿主よりも2番目の宿主の遺伝子型に対する病原性が高いといった具合に、である。

宿主は、二つの方法で自分を攻撃する病原体の感染性と病原性を制御する。一つは宿主が適合時関門を部分的または完全に閉じることができる場合で、それを微生物に「抵抗する」という。その結果、微生物は宿主をまったく感染させられないか、宿主内に複製する個体数を高いレベルにまで増やすことができない。そのため、宿主はその感染症の影響をほとんど受けることはない。もう一つは、宿主が微生物による感染を受け入れてしまう（正確には、感染から自身を守るためにエネルギーを注がない）場合だ。宿主は感染による被害が大きくならないよう体内のしくみを進化させる。この場合、宿主が抵抗力をつけたのではなく、耐性を獲得したという。

耐性と抵抗力は、個々の宿主レベルでは同じような結果（宿主は微生物による被害を受けない）をもたらすが、集団レベルでは非常に異なる結果となる。集団内の一部の個人の感受性が高い（抵抗力も耐性もない）場合、抵抗力のある個人の存在は全体の感染の可能性を低くすることによって他の人々を助けるが、耐性のある個人は全体の感染の可能性を高めることになる。これが、疫学者が部分的に有効なワクチンの導入に懸念を抱く理由の一つだ。ワクチンを接種した人々が獲得した部分的な抵抗性を克服しようと、病原体が宿主内でより迅速に複製するように進化した場合、ワクチンを接種していない人々が感染する可能性を高めてしまう。一方、ワクチン接種を受けた人々が病気に対する抵抗力ではなく耐性をもってしまうと、まだワクチン接種を受けていない人々に感染を広げてしまうことになる。

# 3

## インフルエンザ

よほど運がいいか用心深い人でもないかぎり、一度はインフルエンザにかかったことがあるだろう。インフルエンザはほとんどの人にとってなじみのある病気で、毎年、世界中で発生している。まさに人類の歴史とともにある感染症だ。エボラ出血熱のようなウイルス性疾患ほどおぞましい症状はないが、インフルエンザウイルスは、14世紀の黒死病（腺ペスト）の[*1]大流行以降、単一疾患としては最も多くの死者を出してきた。特に、１９１８年の[*2]スペイン風邪では、世界で２０００～５０００万人が亡くなったといわれている。

さらに、疫学者以外は大きな問題と捉えていないようだが、毎年冬に世界の温帯地域で流行するインフルエンザには、何百万人もが感染している。インフルエンザが直接の死因となって亡くなるのは身体の弱った高齢者のごく一部だが、それでも、アメリカではパンデミックの年でなくても毎年４万人もの死者を出すと考えられている。この病気は、[*3]二次感染などによる間接的な死（インフルエンザ関連死）を数多くもたらすからだ。４万という数字は、季節性の流行が終わった後に加わる年間を通じた推定死者数を加えたものである。

２００９年のように、数万人ではなく数百万人の規模で死者が出ることが予想されるパンデミックの瀬戸際にあると考えると、さらに恐ろしいものになる。パンデミックは非常に特殊な状況で発生するが、最も重要となる要素は、免疫ができていないこと（適合時関門が閉じていない状態）と毒性の二つだ。ウイルスが変異した場合、これまでに獲得した免疫では新種のウイルス株から身を守ることができないため、例年よりも多くの人が感染する。基本再生産数（第2章参照）も通常より高い。もし新型ウイルスが免疫で防御できないだけでなく、毒性も高くて例年よりも多くの患者に深刻な影響を及ぼす場合、感染率の高さは最大の脅威となる。世界各国の当局者が２００９年当時の状況を恐れたのは、三つの理由からだった。⑴新しいウイルス株は前年に流行したＨ３Ｎ２型とは異なるＨ１Ｎ１型であり、感染しやすく、基本再生産数が高い。⑵ウイルスの毒性が高いとされた１９１８年のスペイン風邪のパンデミックは、Ｈ１Ｎ１株によって引き起こされた。⑶２００９年のウイルス株の毒性は、発生地であるメキシコからの報告にかたよりがあったため、当初過大評価された。

　結局、２００９年に流行したウイルスの毒性は、インフルエンザウイルスとしては平均的なものだったことが判明したが、若年層には比較的深刻な影響を及ぼし、生きられるはずだった何年分もの命が失われることになった。この２００９年のＨ１Ｎ１株は新型ウイ

＊1　人類史上最大のペストの流行で、ヨーロッパでは人口の3分の1にあたる2500万人程度が亡くなったとされている

＊2　1918〜1920年にかけて世界各地で大勢の死者を出したインフルエンザのパンデミックの俗称

＊3　インフルエンザによる高熱などで身体の抵抗力が弱っている状態で他の感染症にかかること

ルスとしてパンデミックをもたらしたが、幸いなことに、発生当初に恐れられていたほど多くの人が感染したり、亡くなったりすることはなかった。

パンデミックを防ぐためには、感染を抑えなければならない。そのためには、ウイルスとの接触の機会を減らしたり（たとえば、くしゃみをするときには手で口元を覆うのではなく、ひじで覆う）、適合の機会を減らしたり（予防接種によって感受性保持者の数を減らす）する必要がある。理想をいえば、両者を組み合わせるとよい。２００９年のＨ１Ｎ１型流行の際には、メキシコ全土で学校を一斉休校にしたり、大規模な集会を禁じたり、マスクや手指消毒剤を配布したりすることで、ウイルスとの接触率が低下した。新型ウイルスの適合時関門を閉じるためのワクチン開発も迅速に行われ、ウイルスの特徴が明らかになってからわずか半年後の２００９年10月には予防接種が可能になった。ワクチンは当初、供給量が限られていたため、最もリスクが高いと思われる集団[*4]と、学齢期の子どもを含むこの病気を感染させる可能性が最も高い集団に配布された。本章の後半では、子どもがインフルエンザワクチン接種において重要な集団である理由に改めて触れる。

欧米や日本など北半球の国々では、インフルエンザの予防接種（少なくともインフルエンザワクチンをめぐる、毎年おなじみのキャンペーン）は、日が短くなるのと同様、冬の前触れのように行われている。子どもの頃に一度受ければよいはしかやジフテリアの予防接種とは異なり、インフルエンザウイルスは急激に進化するため、毎年新しいワクチンの接種が必要となる。たとえていうと、インフルエンザウイルスはその上着を次々と着替えるため、私たちの免疫系は、昔からなじみのあるこの敵が今どんな変装をしているのか見破る新たな手がかりを毎年必要とするのである。

　インフルエンザの予防について理解するには、絶えず衣装を替えるというインフルエンザ独自の能力につながる進化の過程を知ることが役に立つ。第1章で説明したように、宿主と病原体は、『鏡の国のアリス』のアリスと赤の女王のような「同じ場所にとどまるには、どちらも全力で走り続けなければならない」関係にある。宿主と病原体は同じ一つの競走に参加しているようなもので、宿主が病原体から逃れるために進化すると、病原体もそれに対抗して宿主に追いつこうと進化する。宿主にとっての勝利は、適合時関門を閉じて病原体が宿主を利用できないようにすることで、病原体にとっての勝利は、適合時関門を開いたままにして、宿主を利用し続けられるようにすることだ。したがって、「同じ場所にとどまる」ことは、病原体が依然として宿主を感染させる可能性があることを意味する。「全力で走り続ける」ことは、宿主と病原体の双方が急速に進化しているということ

＊4　妊婦、乳幼児、高齢者、持病のある人、免疫力が低下している人など

で、一方は自由の身になりたがって進化し、もう一方はそれに頑固にしがみつこうとして進化する状態を表す。

ここで重要なのは、進化とは必ずしも常に自然選択によるものばかりではなく、学校で習った通常の「適者生存」の枠組みにあてはまらないものもあるということである。自然状態における個体群には、さまざまな遺伝子型の生物が含まれる。集団内において、特定の遺伝子型をもつ個体が占める現時点での割合を「遺伝子型頻度」と呼ぶ。進化生物学者にとって、進化とは、時間の経過に伴う遺伝子型頻度の変化を意味する。進化に関する一般的な議論は、主に自然選択の過程、つまり適応度の違いによる遺伝子型頻度の変化――たとえば、遺伝子型ごとに予想される子どもの数や生存確率――に焦点をあてている。ただし、「遺伝的浮動」と呼ばれる偶然の出来事によって、遺伝子型頻度が変化することもある。

自然選択と遺伝的浮動の区別をさらにはっきりさせるために、ある架空の感染症について考えてみよう。宿主の遺伝子型に予測不能な突然変異が起こった結果、その感染症に対する完全な耐性ができ、悪い副作用もないとする。その感染症がよくある病気なら、自然選択によって、集団内で突然変異が起こる頻度が高くなる。突然変異が起こった遺伝子型を保有している人は、その感染症にかかった場合はより高い適応度をもち、かかっていない場合でも同じ適応度を保つ。一方で、突然変異の頻度が高くなる前に、突然変異が発生した血縁集団が一緒に旅行に出かけ、バスの衝突事故で全員が亡くなるという悲劇が起こる可能性はごくわずかだ。これが遺伝的浮動の例で、感染症、宿主の健康状態、あるいは突然変異自体とは関係のない偶然の出来事が原因で発生する進化（遺伝子型頻度の変化）である。専門の疫学者でさえ、インフルエンザの流行予測が非常に難しい理由の一つは、インフルエンザウイルスが自然選択と遺伝的浮動の両方によって進化するからだ。温帯地域でインフルエンザの流行時期が来る前に発生する偶然の出来事によって、その年のインフルエンザの流行は予測不能な軌跡をたどる可能性がある。

進化には遺伝的変異が必要だ。遺伝的変異の究極の原因は、ウイルスが得意とする「突然変異」である。遺伝的変異のもう一つの重要な原因は、既存の遺伝子型をさまざまな方法で組み合わせる「組み換え」だ。インフルエンザウイルスは、突然変異と、組み換えの一種である遺伝子再集合の両方を利用する。これから説明するように、ヒトは基本的に突然変異によって進化する宿主だが、免疫系は組み換えをうまく利用している。ヒトが非常に多くの病原体を認識できる理由は、遺伝子が異なるタンパク質（抗体）に対応してそれぞれを認識するからではない――もしそうであれば、すでに巨大なヒトの遺伝情報は現在の何倍もの大きさでなくてはならない。代わりに、小さな遺伝子をさまざまな組み合わせで再利用して、異なる抗体をつくっている。これらの抗体は、数多くの異なる病原体の「抗原」として知られる、インフルエンザウイルスの衣装にあたる特定の部分を認識する。

ヒトの遺伝子は、ポリメラーゼと呼ばれるタンパク質によって複製されたＤＮＡでできている。ＤＮＡポリメラーゼは、ＤＮＡを複製するだけでなく、合成される新しいＤＮＡを「校正」し、複製の過程で必然的に発生するエラーの多くを修復する。インフルエンザウイルスは、ＤＮＡではなくＲＮＡでコードされた遺伝子をもち、独自のＲＮＡポリメラーゼを有する。ただし、ＤＮＡを複製するためのポリメラーゼと異なり、インフルエンザウイルスのＲＮＡポリメラーゼは、複製エラーを修復するための校正機能を欠いている。その結果、インフルエンザウイルスは複製のたびに、遺伝子にさらに多くのエラー、つまり突然変異を発生する。新しく変異したＲＮＡ遺伝子から発生するウイルスには変異があり、その子孫も変異する。その結果、インフルエンザの突然変異率はヒトの突然変異率の10万倍にもなる。インフルエンザは急速に変異するため、進化も急速となる。

インフルエンザウイルスは、時間の経過とともにウイルスがゆっくりと変化する「抗原[*5]連続変異」を起こす。抗原連続変異の下で、私たちの体は同じ抗体を使用して、時折漂ってくるインフルエンザのウイルス株を認識する。ウイルス株が変装に使う半袖シャツはストライプから単色、さらにチェック柄に替わったかもしれないが、それでも半袖シャツとしては認識できる。抗原連続変異によって生じるインフルエンザウイルスの新種は、自然選択（宿主がすでにもつ抗体のレパートリーを回避するのに平均よりもわずかに優れている遺伝子型は、高い適応度をもっている）と遺伝的浮動の両方を通じて進化する。インフルエンザウイルスは絶えず進化しているため、ワクチン接種を受けた人もインフルエンザにかかった人も、数年後には免疫を失う傾向がある。

インフルエンザにはもう一つ進化のトリックがある。インフルエンザウイルスの遺伝子は8個の分節に分かれているが、分節の組み合わせによって、新たなウイルスをつくることができるのである。二つの異なるインフルエンザウイルスが同じ細胞に侵入すると、お互いの遺伝子分節を交換して「抗原不連続変異」[*6]が起こる。これを遺伝子の再集合という。この遺伝子再集合の結果、インフルエンザウイルスの衣装は劇的な早変わりによって、半袖のシャツからタキシードへと効果的に変換される。免疫系はこのような変化を認識しにくいため、適合時関門は開いたままとなる。その結果、遺伝子再集合を経て生まれた新しいウイルスには進化上の利点が生じ、そのウイルスは集団内に広がっていく。他の宿主を

＊5　抗原ドリフトともいう

＊6　抗原シフトともいう

感染させるのも得意であれば、接触時関門も容易に通過してしまう。

通常、抗原連続変異にはパンデミックを起こすほどの力はない。パンデミックとなったインフルエンザウイルスの特徴は抗原不連続変異、特に複数の宿主に見られる異なるインフルエンザウイルスの再集合体だということである。たとえば、２００９年に流行したインフルエンザウイルス（Ｈ１Ｎ１型）は、トリ、ヒト、ブタに適応したウイルスのさまざまな分節がブタの細胞に感染したときに発生した。

インフルエンザウイルスの絶えず変化する衣装は、ヘマグルチニン（ＨＡ）とノイラミニダーゼ（ＮＡ）という、二つの別々の遺伝子に由来するタンパク質を材料としてつくられる。ウイルスは、各遺伝子の変異体にちなんで名付けられている。Ｈ１Ｎ１は、ＨＡ変異体＃１とＮＡ変異体＃１を組み合わせたものだ。インフルエンザウイルスがＨＡ遺伝子とＮＡ遺伝子を別の型の遺伝子と交換すると、免疫系はインフルエンザウイルスを認識しにくくなるか、場合によっては完全に認識できなくなる。ＨＡとＮＡは抗原と呼ばれ、免疫系がそれを認識するために二つともウイルス粒子の表面に露出しており、ウイルスが血中にあるときに免疫系がそれらを検出する。ウイルスは宿主の細胞に侵入すると、その細胞をより多くのウイルスを生産するための工場に変える。インフルエンザの場合、ウイルスは細胞を完全に破裂させるのではなく、「出芽」することによって細胞から外へ出る。出芽の一環として、感染細胞はその表面にＨＡとＮＡを提示する。それによって、宿主の免疫系は感染細胞を認識し、破壊しようとする。

インフルエンザワクチンには二つのタイプがある。標準的なインフルエンザの予防接種（ＴＩＶ）は、不活化した（「死んだ」）ウイルスを筋肉内注射する。もう一つは注射ほど普及していないが、フルミストまたはフルエンズの商品名で販売されている新しいタイプのワクチンで、弱毒化させた「生」ウイルス（ＬＡＩＶ）を鼻のなかに噴霧する[*7]（ここで「死んだ」と「生」をカギカッコでくくったのは、生物学者の間では「ウイルスは生物ではない」という合意があるためだが、一般的にはどちらもよく使われている）。いずれのワクチンにも、次の季節に流行することが予測されるインフルエンザウイルスが３種類入っている。ある年のウイルスが翌年も流行しそうな場合には、翌年のワクチンにも同じものを入れることがあるが、ワクチン開発者は通常、抗原連続変異または抗原不連続変異を見込んで、少なくとも一つは新しいウイルスを含める。

不活化ワクチンと生ワクチンはどちらも、最も一般的なタイプの抗体である免疫グロブ

---

＊7　2003年にアメリカで承認され、2011年にヨーロッパでも承認されているが、日本では未承認で、一部のクリニックではワクチンを個人輸入して実施している

リンG（IgG抗体）で免疫反応を引き起こす。IgG抗体は、抗原連続変異の結果として発生する比較的微妙な変化には敏感だが、大きな変化に対する反応は鈍い。言い換えると、ワクチンにストライプ模様の衣装のウイルスに対する抗体しか含まれていないと、衣装を無地に変える突然変異が発生した場合、免疫系は変異したウイルスを検出できない。抗原不連続変異に起因する複雑な変化――つまり、Tシャツをタキシードに変更するような劇的な変化――についてはなおさらだ。抗原連続変異によって引き起こされるヘマグルチニンとノイラミニダーゼの違いに対処するIgG抗体の能力は限られているため、私たちは毎年新しく開発されたワクチンを注射する必要がある。

生ワクチンはまた、免疫グロブリンG（IgG抗体）以外に、免疫グロブリンA（IgA抗体）と細胞性免疫という別の免疫系も誘導する。IgA抗体は血液と粘液の両方に存在する。細胞性免疫は抗体を含まない、免疫反応としては特に興味深いもので、ウイルスに選ばれてウイルス生産工場に変わったヒトの細胞を殺す役割を担う。血中のウイルス粒子を単に退治するのではなく、ウイルスの生産手段を破壊するので（第2章の図3参照）、細胞性免疫は抗体を介した免疫よりもはるかに効率的に見える。

それほど効果があるのなら、なぜ生ワクチンはもっと普及しないのか。理由は二つある。まず重要なのは、成人に免疫反応を生じさせるには不活化ワクチンのほうが効果があること。強いIgG抗体による免疫反応は、弱いか存在しないIgA抗体による免疫反応よりも優れている。第二に、生ワクチンを投与された人は、ワクチン接種後の短い期間、ウイルスを「排出する」（つまり、ほかの人を感染させる）可能性があり、免疫系が弱い人々にとっては危険な存在になるからである。生ワクチンはまた、免疫力が低下している人には接種を勧められない。免疫力が低下している人には、妊娠中の女性や2歳未満または50歳以上の人、ＨＩＶなどの慢性感染症に罹患している人などが含まれる。

近年の予防接種計画は、個人の範囲を超えて、集団全体を保護しようとしている。ワクチンはいくつかの方法で、毎年のインフルエンザの流行が深刻化するのを軽減することができる。第一に、予防接種でほぼ全員の感染を防げるとすれば、これは明らかに感染が減ることを意味する――予防接種を受けた個人だけでなく、その人が感染したらうつしてしまったかもしれないすべての人を保護することになるからだ。一方、たとえワクチンが完全に感染を阻止できなくても、その後の感染を減らすことはできる。予防接種を受けた成人は、運悪くインフルエンザにかかっても、接種を受けていない人よりも回復が早いことが多い。これは個人にとってもありがたい（症状が出る期間が短くなり、早く仕事に復帰できる）と同時に、感染性期間が短くなる分、ほかの人にうつす機会が減り、全体的な感染を減少させる。ワクチンを投与された人々はまた、体内のウイルス量が少なくなるため、感染力も低くなる。最後に、予防接種を受けた人々は、集団免疫の確立に貢献することによっても流行抑制に役立つ（第2章参照）。つまり、感染者と予防接種を受けた人との間に接触があったとしても、それは（病原体の観点からすると）無駄になり、基本再生産数（$R_0$）は小さくなる。そして、十分な人数（$1-1/R_0$を超える割合）が予防接種で免疫を獲得した場合、1人の感染者が感染を広げる人数は1人未満となり、ウイルスは根絶される。

　2009年のインフルエンザ（H1N1）の流行初期のように、ワクチン供給が限られている場合には特に、最初に誰にワクチンを接種するか、優先順位をつけることが重要になる。たとえワクチンが十分に行き渡るだけあっても、公衆衛生担当者は優先順位を明らかにし、働きかけを行うことが重要となる。選択肢の一つは、重病人や死亡リスクが最も高い人々に集中して接種を行うことである。しかし、こうした人の多くは免疫が弱まっていることもあり、予防接種を受けても十分な免疫反応を誘導できないこともある。その意味では、まさに脆弱《ぜいじゃく》である。別の補完的な方法は、ウイルスを感染させる可能性が最も高い人々に予防接種を行うことだ。

　疫学者は接触ネットワーク調査によって、集団内にいる感染率が高い人々を特定する。これは、感染の「接触」段階に焦点をあてたものである。非感染者が感染者に接触しなければ、感染は起こらないからだ。図4は、2人の親、2人の子ども、1人の祖父か祖母から

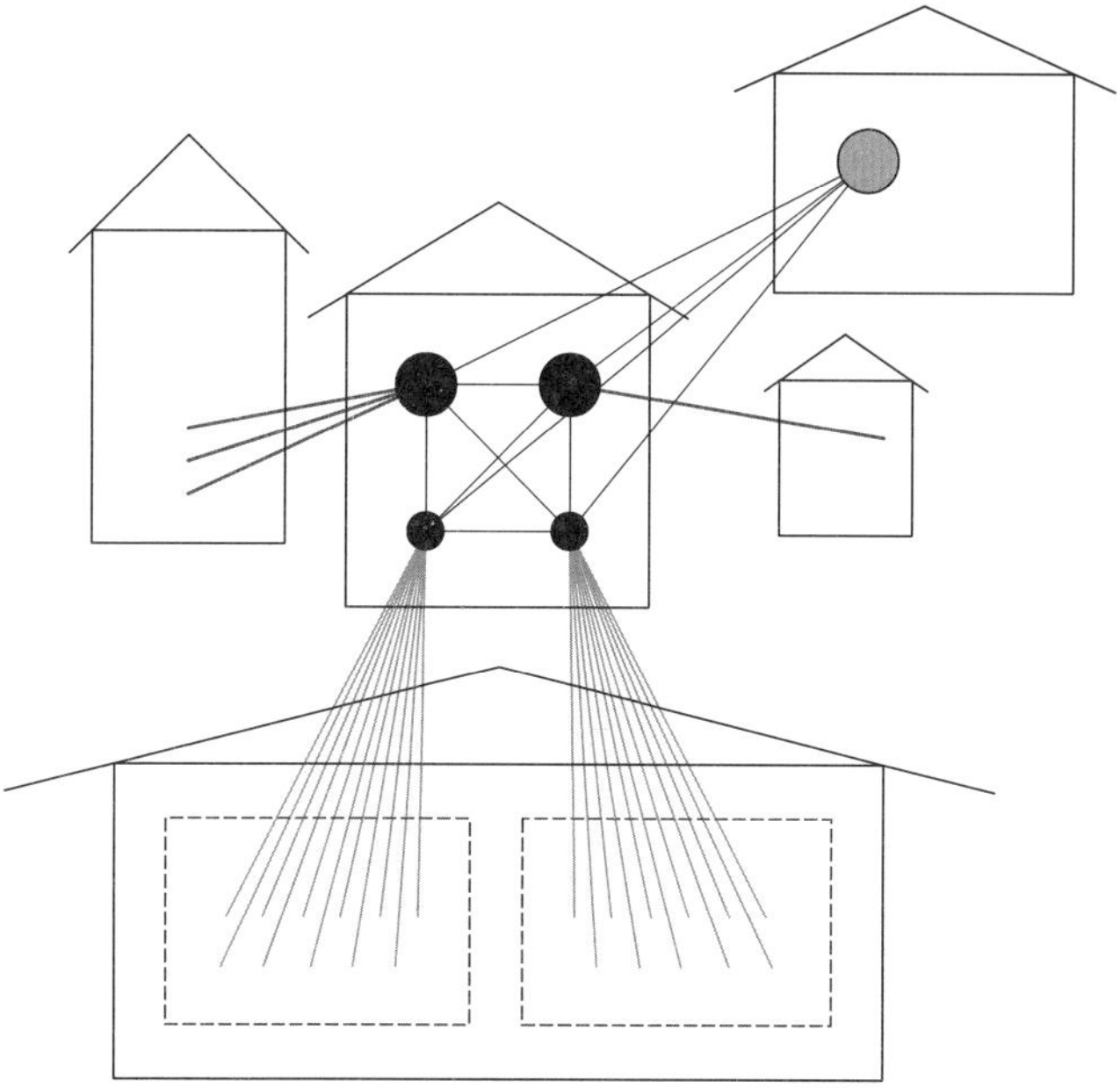

**図4**　2人の親、2人の学齢期の子ども、別居して生活する1人の祖父または祖母がいる西洋の中流階級家族の接触ネットワーク

なるアメリカの中流階級の家族を示している。親の片方は家の外で3人の同僚と一緒に小規模企業で働いている。もう片方の親はオンラインビジネスをしていて、ビジネスパートナーと一緒に地元のコーヒーショップで多くの時間を過ごす。5歳と7歳の2人の子どもは地元の小学校に通っていて、それぞれが10人のクラスメートと1人の教師と過ごしている。祖父または祖母は別居しているが、近所に住んでいて、週に数回夕食を食べに来る。

挨拶を交わす程度の付き合いでも、インフルエンザに感染することがある。インフルエンザにとって最も重要な接触は、定期的な身体的接触や、くしゃみをし合うような場面である。図４では、そのような接触が、中心となる４人家族の一人ひとりについて、線で示されている。この単純化された（だが非現実的ではない）例は、疫学的に意味のある接触の数が最も多いのは子どもたちだということを示す。その延長線上で考えると、家族、なかでもインフルエンザによる合併症を起こしやすい祖父母に病気をもたらす可能性が最も高いのは子どもたちだということになる。こうした理由から、子どもたちに予防接種を受けさせることは、子どもたち自身を保護するだけでなく、高齢者を保護するための最優先事項になる。もちろん、こうした接触のネットワークは地域によって異なるし、地域内の社会経済的立場によっても異なってくる。したがって、世界規模で予防接種の優先順位をつけるには、慎重な比較作業が必要となる。

　インフルエンザには、長年議論の的となっている興味深い問題も存在する。ある種の研究に実施許可が下りないのは、危険すぎるためなのだろうか。もし思い切ってこの研究を実施した場合、結果は厳選された、限られた研究者と政策立案者だけが利用できるようにすべきなのだろうか。それとも、科学的知識はすべての人が共有できるようにすべきなのだろうか。

科学研究に資金を提供するのは、政府機関、非政府組織（ＮＧＯ）、企業である。企業による研究は通常その企業の所有物であり、企業が投資の見返りを得られるように非公開となっている。しかし、政府やＮＧＯが資金提供する研究は、国民のための科学であり、そのような研究の成果は、すべての国民が利用できるようにすべきである。特にその研究が最終的に税金と寄付によってまかなわれ、人々の健康に直結している場合には。

残念ながら、パンデミックの予測に役立つこの手の研究は、テロリストたちによって生物兵器として悪用される恐れがある。このような「二重用途」[*8]の研究は、国際条約や輸出規制の対象となる。故意に悪用されたのではなくても、研究室で開発された超ウイルスが誤って外に出てしまった場合には、恐ろしいことが起こる可能性がある。

パンデミックとなるインフルエンザの最も重要な指標――トリ、ブタ、ヒト由来のヘマグルチニンとノイラミニダーゼの新しい組み合わせが、ヒト集団に広範囲に広がる可能性があるかどうか――を決定づけるのは感染経路だ。インフルエンザは、人から人への効率的な感染、特に空気感染が達成された場合にのみ、パンデミックになる。したがって、公衆衛生上の優先事項として重要なのは、人から人への空気感染がどのような進化の結果生

＊8　軍民両用、軍事用にも民生用にも利用可能であることを指すことが多い

じる可能性があるのか、そしてパンデミックに拡大する前に新型ウイルスを検出するにはどのような特徴を探したらいいのかを理解することである。

21世紀に入ってから20年近くに及ぶインフルエンザ研究は、知識の民主化を受け入れた人々とその知識の誤用を恐れた人々との間に対立をもたらした。物議をかもしている研究の背後にある動機は単純なものだった。パンデミック・インフルエンザと通常の季節性インフルエンザのウイルスを分けるのは、遺伝子の変異である。空気感染を可能にするにはどのような変異が必要かを理解できれば、パンデミックをもたらす新型ウイルスの出現を見越して、適切な予防策を講じることができる。資源は有限であり、公衆衛生だけでなく個人の自由も重視しようとすれば、インフルエンザのすべての流行に最大限に対応する選択は現実的ではない。したがって、特別な管理措置はリスクが高い場合にのみ実行すべきだが、その閾値を超えたことをどうしたら知ることができるのだろうか。

インフルエンザ研究は２０１１年、空気感染に関する[*9]2編の論文発表をめぐる論争によって、世間に周知された。科学者たちは、トリインフルエンザのなかでも特に強毒性をもつＨ５Ｎ１型ウイルスが、フェレット間でどのように飛沫感染を起こすのかを研究していた。フェレットは、ヒトインフルエンザの感染を研究する際のモデル動物として重用されている。これは、フェレットがヒトと同じように、インフルエンザに感染するとくしゃみをするからだ。

この研究が公開されるまでの道は長く、けわしかった。論文は当初、２０１１年8月に提出された。４カ月後、アメリカの国家バイオセキュリティ科学諮問委員会（ＮＳＡＢＢ）はセキュリティ上の懸念に対処するために、実験の重要部分の詳細を二つの論文から削除するよう推奨した。２０１２年5月、最初の論文が受理後2カ月を経てオンライン版で公開された。２番目の論文は、同じ年の6月下旬に公開され、人気のポッドキャスト番組『今週のウイルス学』で「黙示録[*10]の2番目のフェレット」と的を射た表現で紹介された。無修正の完全版を公開するか否かは、世界中の専門家が「公衆衛生にとって利益があれば、論文は詳細を含めて公開すべきだ」と主張した時点で解決した。

この論争の特に興味深い面は、２０１２年の冬に、研究に携わった科学者自身が「Ｈ５Ｎ１型ウイルスを用いて非常に毒性の高い病原体を作成しようとする」研究の公開一時停止措置について、「懸念と適切な予防措置について話し合いがもたれるまでは一時停止してかまわない」と同意したことだった。２０１２年のこの措置は当初60日間という提案だ

＊9　1編目はウィスコンシン大学マディソン校の河岡義裕をリーダーとする日米の共同研究チームの論文で、2編目はオランダ・ロッテルダムのエラスムス医療センターのロン・フーシェが主導する研究チームの論文

＊10　黙示録は新約聖書の最後の一書。終末論が記されているため、「未来に起こる破滅的な災害」というイメージで語られることが多い

ったが、最終的にはほぼ1年続いた。このような科学者の自主規制はまれなことだが、人々の科学に対する信頼を維持するためには重要なことである。一方、２０１４年10月、アメリカ政府は、高病原性ウイルスの作成研究への資金提供を禁止する措置を新たに発表した。それは生物テロに対する懸念からではなく、アメリカ政府の主要な研究機関が、他の病原体に対して誤った取り扱いをしていたことが発覚したためだった。

「ほとんど公開されていない2編の最も有名な論文」は、インフルエンザの衣装替えに関係する二つの重要な衣服の一つであるヘマグルチニン（ＨＡ）が、インフルエンザウイルスの感染力と毒性を決定することを報告していた。たとえば、Ｈ１Ｎ１型ウイルスに見られるようなＨＡは、鼻や喉の細胞表面にあるタンパク質を介してヒトの細胞に侵入できる。このようなウイルスは非常に感染性が強い。なぜなら、ウイルスは私たちの体の奥まで移動することなしに、新しい宿主に侵入し、またそこからウイルスを排出できるからである。しかし、Ｈ１Ｎ１型ウイルスの毒性はそれほど高くない。なぜなら、Ｈ１Ｎ１型ウイルスは通常、肺の深部では感染に適した細胞を見つけられず、肺炎を起こすことが少ないからである。Ｈ５Ｎ１型などの他のＨＡは、肺の深部でのみ感染するため、肺炎につながる損傷を引き起こす可能性があり、毒性もはるかに強いものとなる。ただし、Ｈ５Ｎ１型のウイルス粒子は肺の奥深くまで到達しないかぎり感染させられないため、この危険なウイルスの感染力は弱い。

現在公開されているフェレットを使用した研究のおかげで、Ｈ５Ｎ１型ウイルスがヒト同士の空気感染を起こすよう進化するために必要な突然変異は、ごくわずかでしかないことがわかった――少なくとも、研究者たちが作成したＨ５Ｎ１型ウイルスに関してはそうだった。私たちはこの結果についてかなりの確信がある。つまり、突発的に大流行する前にそうした変異を識別できるのだ。こうした変異が空気中に浮遊しているすべてのウイルスで見つかった場合、感染した家禽《かきん》（アヒル）とヒトから採取したウイルス標本の遺伝子配列を追跡することによって、インフルエンザが空気感染（パンデミックが起きる可能性が高い）するように進化した可能性があるか否かを突き止めることができる。

「この特定のウイルス」に関して長々と述べてきたのはなぜか。インフルエンザの進化は、他のあらゆる種類の進化と同様に、「どこから始まるか」によって異なる。Ｈ５Ｎ１型の特定のウイルスがパンデミックになる可能性があることについては理解できたが、Ｈ５Ｎ１型の他の変異ウイルスについてもこの考えがあてはまるかどうかはわからない。現在アジアで流行している異種ウイルスであるＨ７Ｎ９型についてはなおさらだ。

「ほとんど公開されていない２編の最も有名な論文」の見識や有用性についての個人的意見とは無関係に、２編の論文は今後も行われるであろう「二重用途」的な研究に対する重要な先例を示すことになった。研究者が論文を公開するかどうかを決めるときに示した自制心は、研究者コミュニティだけでなく、世界の指導者たちがついに予防原則、つまり否定的な結果をもたらす恐れのあるものについて、事後ではなく事前に精査しようとする考え方を受け入れ始めた可能性を示している。また、科学者たちが、「科学に対する人々の信頼を維持するためには、幅広い利害関係者の積極的な関与が不可欠である」と認識していることも示した。

# 4

## HIV

第二の事例はＨＩＶ（ヒト免疫不全ウイルス）である。インフルエンザ同様、読者の多くがご存じのウイルスだろう。エイズ（後天性免疫不全症候群）を引き起こすウイルスだが、ヒトはＨＩＶに感染しても、すぐにエイズを発症するわけではない。無症状のまま何年も生きるが、その期間中も他人に感染させる。感染してからしばらくすると（通常は数年後）、感染者の体内でウイルスが急速に増殖し始め、最終的には免疫系を破壊する。そうなると、ＨＩＶ陽性者は日和見感染症（第2章参照）――肺炎を起こす細菌のニューモシスチス・カリニや、真菌のカンジダ・アルビカンスなどの病原体による感染症――を発症しやすくなる。この二つの病原体はどちらも、免疫系が正常に機能している人では発症しない。また、カポジ肉腫などの特定の種類の悪性腫瘍も、エイズ患者に頻繁に発生する。ＨＩＶに感染して治療を受けなかった場合、通常5年から10年以内に死亡することが多い。直接の死因はＨＩＶ自体ではなく、日和見感染症だ。

　ＨＩＶとインフルエンザウイルスは、人から人への伝達様式も進化の潜在能力もかなり異なっている。ＨＩＶは体液の交換によって、私たちが最も親密である瞬間に感染する。ウイルスは、主に精液と膣分泌液から伝播するため、ＨＩＶを性感染症と考える人は多いが、血液にもウイルスは含まれる。誰であろうと感染者の血液に触れれば、感染する可能性がある。医療関係者が誤って自身に注射針を刺してしまったり、静脈注射をする薬物使用者が仲間と針を共有したために感染することもある。ＨＩＶの流行初期には、血液を必要とする人、特に血友病[*1]患者や頻繁な輸血を必要とする人々の感染例が数多く見られた（現在は、ほとんどの血液供給について、ＨＩＶその他の血液媒介病原体について厳密な検査が行われている）。ウイルスは母乳にも含まれる。そのため、ＨＩＶに感染した母親から、授乳によって赤ちゃんが感染することもある。

　感染経路を理解することは、それに応じて行動を変えることにより、集団と個人の両方を保護することにつながる（安全なセックス、薬物使用者のための針の交換、医療従事者の目の防護[*2]と針刺し対応マニュアルなど）。最も一般的な感染経路を特定することは、ＨＩＶ治療のための限られた資源の使い道を考えるのにも役立つ。しかし、治療を理解する前に、ＨＩＶについてもっと知っておく必要がある。

　ＨＩＶの最大の課題の一つは、その並外れた進化の潜在能力にある。ＨＩＶは、インフルエンザのように変装用の衣装を何枚ももっているというよりは、かぶると姿が見えなく

---

＊１　血友病の治療には血液製剤が使われる。１９８０年代前半、アメリカから輸入された加熱処理をせず、混入したウイルスの不活性化を行わなかった血液凝固因子製剤（非加熱製剤）を使用したことにより、日本でも多数のＨＩＶ感染者およびエイズ患者が発生した。薬害エイズ事件として知られている

＊２　血液、体液等の飛散から目を守るためにゴーグルやフェイスシールドなどの個人用防護具を利用すること

なる透明マントをもっているようだという人もいる。ＨＩＶに関する研究は、「時間の経過とともに免疫系や治療薬にその存在を認識できなくさせる」というＨＩＶがもつ不思議な力のために、始まってからの数十年間は悪夢のようなものだった。ウイルスの変異速度が速すぎて、ワクチン開発が追いつかない。数年単位で衣装を替えるインフルエンザですらワクチン開発には困難が伴うのに、ＨＩＶはそれを上回る速さで変異していく。優れた進化能力はまた、ＨＩＶが世界各地でそれぞれ独自の変異を繰り返し分化していくことを意味する。したがって、ワクチン開発の際には一つの動く標的だけでなく、数多くの動く標的を追跡することが必要になる。抗ウイルス薬の開発においても同様で、変異によってウイルス構造が容易に変わってしまうため、持続的に効果を発揮する薬を開発することは不可能に思われた。ＨＩＶを理解するためには、この「ウイルスが見えなくなるという悪質な活動」がどのようにして起こるのかを詳細に理解しておく必要がある。

　ＨＩＶの狡猾な戦略の一環である「不可視性」は、宿主であるヒトの遺伝子に組み込まれることによって起こる。ＨＩＶは他のレトロウイルスと同様、ウイルス遺伝子であるＲＮＡから、複雑なウイルスタンパク質である「逆転写酵素」を使ってＤＮＡを複製する。こうしてできた二本鎖のウイルスＤＮＡは、別のウイルスタンパク質である「インテグラーゼ」の働きによって、ヒト細胞のＤＮＡに入り込む。ＨＩＶが「私たち」の一部になり得るという事実は、治療を非常に困難なものにする理由の一つとなっている。

一方で、ＨＩＶは特定の種類のヒト細胞にしか侵入できない。これは、第２章で説明した適合時関門にあたる。ＨＩＶがヒト細胞に侵入するには、ヒト細胞にＨＩＶのエンベロープ[*3]から突き出た突起（ｇｐ１２０と呼ばれる。ｇｐは糖タンパク質の略で、タンパク質に糖鎖が結合したもの。１２０は分子量を示す）に適合する表面タンパク質（ウイルス受容体）が含まれている必要がある。したがって、ｇｐ１２０の適合時関門を遮断できれば、ＨＩＶ感染を予防できる。驚くことに、この遮断をほぼ正確に行う突然変異を有している人もいる。ＨＩＶが実際に細胞に侵入するには、二つの受容体を使用する。ＣＤ４と呼ばれるｇｐ１２０の主要な受容体と、ＣＣＲ５と呼ばれる補助受容体だ。ＣＣＲ５-Δ32として知られる変異をもつ人はｇｐ１２０に対する補助受容体を欠いているため、ＨＩＶ感染に対する抵抗性を示す。ただし、ＨＩＶから完全に保護されるには、この突然変異のコピーがＤＮＡの鎖に一つずつ、計二つ必要となる。このＣＣＲ５-Δ32のコピーが一つしかない人（ヘテロ接合体）は、コピーがまったくない人よりもＨＩＶに感染しにくい傾向を有するが、感染して症状を示すこともある。

＊３　ウイルス粒子の表面を覆う脂質二重膜

ｇｐ１２０と結合するのに適した受容体をもっているのは、三種類のヒト免疫細胞だけである。ＨＩＶ感染が免疫不全を引き起こすのは、ＨＩＶが免疫細胞を標的にしているためだ。ウイルスは、活性化するまで免疫細胞に隠れていて、いったん活性化すると複製を開始する。最終的には免疫細胞を死に至らしめ、他の感染症に反応する力を弱める。

第３章でも述べたように、突然変異は、ウイルスにとって利益になるかどうかにかかわらず不規則に発生する。特定の突然変異がどれほど簡単に（どのくらいの頻度で）発生するのかを理解するためには、ウイルスの突然変異率を知ることが重要だ。ＨＩＶは非常に速い速度で進化するため、直感的にもインフルエンザよりもはるかに高い突然変異率になると予想できるだろう。事実、ＨＩＶの突然変異率はインフルエンザの10倍以上にも上る。

興味深いことに、ＨＩＶの突然変異率は、状況によって大きく変わると推定されている――試験管の中のウイルスではなく、ヒトの体内におけるウイルスの突然変異を測定する場合、その数値は感染時期や個体によって変わる。

ＨＩＶの複製には、二つの異なる酵素が使われる。一つはウイルス自身の逆転写酵素で、前述のようにウイルスＲＮＡをＤＮＡに変換する。私たち自身のＤＮＡに組み込まれたウイルスＤＮＡは、ヒト細胞由来の二つ目の酵素であるＲＮＡポリメラーゼによって複製される。こうしてできた新しいＲＮＡは、再度、ウイルス粒子の形に包装され、細胞から放出されて別の細胞へと感染する。ＨＩＶの突然変異のほとんどは、この逆転写段階に由来する。ＨＩＶ逆転写酵素は、インフルエンザに使われる酵素（逆転写酵素ではない）よりも多くの間違いを犯すため、ＨＩＶの突然変異率はインフルエンザよりも高くなる。

突然変異はＨＩＶが多様性を獲得する唯一の手段ではない。分節化された遺伝子をもち、複数のウイルスから異なるウイルスの分節を組み合わせることができるインフルエンザとは異なり、ＨＩＶは遺伝子の一部を他のＨＩＶの一部と交換する。これを「組み換え」と呼ぶ。ただし、ＨＩＶの組み換えは、ヒトやショウジョウバエ、エンドウマメなどで見られる遺伝子組み換えとは本質的に異なる。ＨＩＶの組み換えは、ＲＮＡがＤＮＡにコピーされる逆転写段階で起こる。ウイルスの逆転写酵素は、ウイルス遺伝子が転写されるときに、一つの鋳型（あるウイルス遺伝子）から、別の鋳型（別のウイルス遺伝子）に切り替わることがある。切り替えは、再度元に戻ったり、また別のウイルス遺伝子に行ったりを繰り返す。この過程を「鋳型《いがた》乗り換え」と呼ぶ。鋳型乗り換えを理解するために、トレーシングペーパーを使って2本の平行線を写し取る場面を想像してみよう。一度に1本の線しか写せないとして、1本目の左端から始めて右に移動する。このとき、トレーシングペーパーが勝手に上か下にずれたとする。すると、時には上の線を写し、また時には下の線を写したりしながら、左から右へと線を描いていくことになる。最終的には、1本の直線ができあがるが、その線には2本の線が部分的に含まれることになる。これと同じように、ＨＩＶの組み換え遺伝子には、遺伝子のすべての構成要素が含まれているが、二つの異なる複製が再結合されていることになる。

突然変異と組み換えによって、ＨＩＶは私たちの免疫系が認識できなくなるまで絶えず変化する。ワクチンは、標的とする病原体がどのような姿をしているかという免疫の「正確な記憶」をもとにつくられるため、ＨＩＶに対するワクチンの設計は前述したように非常に困難になる。だが、ＨＩＶの「不可視性」という点で最も厄介なのは、おそらく宿主内で急速に進化して、薬を役に立たなくするその驚くべき能力だろう。

適合時関門を遮断することでＨＩＶ感染に対する抵抗性をもたらす、ヒト側の突然変異ＣＣＲ５-Δ32についてはすでに述べた。この突然変異はＨＩＶが流行する前に、すでにヒト集団のいくつかに存在していた。ＨＩＶがヒトに感染するようになってからおよそ１００年しか経っていない。しかし、ＣＣＲ５-Δ32変異は、古代人のＤＮＡからも発見されている。この変異がおよそ３０００年前から存在しているという、直接的な証拠もある。ＨＩＶはそれよりはるかに後の時代のものである。そのことと、ＣＣＲ５-Δ32変異が一部のヒト集団では一般的に存在していることから、腺ペストや天然痘などのかつて流行した病原体からヒトを守るために、ＣＣＲ５-Δ32変異が特定の集団に比較的高い頻度で発生したのではないかと推測されたりもした。しかし、ＣＣＲ５-Δ32遺伝子とその近接のＤＮＡをさらに注意深く分析したところ、ＣＣＲ５-Δ32遺伝子が今日、高頻度で存在する理由として、自然淘汰ではなく遺伝的浮動が働いた結果である可能性が高いことがわかってきた。さらに言えば、ＨＩＶ感染や発症への抵抗性をもたらす他のあまり知られていない遺伝子についても、ＨＩＶがヒト社会で流行するよりはるかに古い起源を有することも明らかになってきた。

ヒト遺伝子の変異とは対照的に、薬剤療法に対するＨＩＶの耐性は、耐性ウイルスが人から人へと伝播することもあるが、大半は個体内での新しいウイルス変異から生じる。こうした課題はあるものの、１９９０年代半ばに開発された抗レトロウイルス療法（多剤併用療法）は、ＨＩＶに対して非常に効果的である。多剤併用療法とは、ＨＩＶの増殖を抑えるために三つの薬剤を組み合わせて投与するもので、一般に、これらの薬剤は、二つの異なる方法でＨＩＶの逆転写を直接阻止しようとする。１種類目の薬剤は、逆転写酵素をだまして、ウイルスＲＮＡの伸長を止める複数の化学物質を遺伝子に組み込むことで作用する。それらは、逆転写の際に必須である化学物質のようにも見えるが、機能が異なる。これらの化学物質の一つが組み込まれると、酵素は遺伝子合成を続けられなくなる。この薬剤は、ヌクレオシド系逆転写酵素阻害剤（ＮＲＴＩ）と呼ばれている。多剤併用療法では通常、二つの異なるＮＲＴＩが使用される。もう1種類（3番目）の薬剤は逆転写酵素に直接結合し、機能を阻害するもので、非ヌクレオシド系逆転写酵素阻害剤（ＮＮＲＴＩ）と呼ばれている。多剤併用療法では、二つのＮＲＴＩを補完するために一つのＮＮＲＴＩが使用される。

たとえば、ＨＩＶを非ヌクレオシド系逆転写酵素阻害剤（ＮＮＲＴＩ）耐性にするような突然変異は、きわめて可能性が低い。一方で、個別では起こりそうもない事象でも、十分な機会が与えられれば起こる可能性が出てくる。個々のＨＩＶは、ヒト体内では長くは生きられない。血中ＨＩＶでせいぜい6時間程度だ。一方、ウイルス粒子の総数はほぼ一定である。そのため、この6時間という値は、ウイルス粒子が1日におよそ4回新しいものと交換されていることを意味する。さらに、ＨＩＶ感染者はそれぞれ体内に数千万個のウイルス粒子をもっているため、数日ごとに何億回もの複製過程があり、そのたびに突然変異の機会が生じる。それは、何億枚もの宝くじを購入すれば、いつかは1等が当たるだろうというのに似ている。言い換えれば、感染者のなかで非常に多くのウイルスが何度も逆転写を繰り返せば、ありそうもない突然変異でさえ、いつかは起こり得るということである。

多剤併用療法が成功する理由を理解するには、二つのことを覚えておく必要がある。一つは、突然変異は無作為に発生するということ。二つ目は、複数の独立した事象が同時発生する確率に関する基本原則だ。ウイルスが多剤併用療法を回避するためには、三つの薬剤のそれぞれに一つずつ、合計三つの独立した変異が必要だ。突然変異は独立して起こるため、同じ個体内で発生する可能性は、それぞれが独立して発生する確率の積になる。つまり、それぞれの突然変異の発生確率が０・５の場合、変異が二つ発生する可能性は０・５×０・５になり、三つの場合は０・５×０・５×０・５になる。ここで、個々の突然変異が発生する確率が０・５よりはるかに小さいと想像してみよう。「非常にありそうもない」の代わりに、「非常にありそうもないの三乗」を扱っているので、数千万個のウイルスと数億回の複製過程があっても、耐性が発生するまでには非常に長い時間を必要とする。

かつて抗レトロウイルス療法は、薬剤耐性と限られた資源の問題もあって、末期のエイズ患者のために用意された治療法だった。しかし、２０１３年に、胸をおどらせるような新しい取り組みが世界保健機関（ＷＨＯ）によって発表された。「予防としての治療」である。この戦略の下で、感染はしているがそれ以外は健康な患者が、他人への感染を減らすために治療を受けられるようになった。薬剤療法を受けている人は、治療を受けていない人よりも体液中を循環するウイルス量が少ないため、ウイルスを感染させる可能性が低くなる。個人レベルでは、治療を受けている人は、受けていない人よりもずっと長く健康かつ幸福で生産的な生活を送ることができる。なかには、症状がまったく現れない人さえ出てくる可能性もある。

ただし、多剤併用療法はあくまで治療であり、この病気を完治させるものではない。患者は毎日薬を服用する必要があるし、服用しないとウイルスは再び増殖を始める。前述したように、人の細胞内にウイルスが隠れているからだ。実際、治療を中断すると、ウイルスの数はすぐに治療前のレベルに戻ってしまう。とすれば、ＨＩＶ感染者を完治させるためには、ＨＩＶに感染しているヒト細胞を全滅させる必要があることになる。ウイルス遺伝子が挿入される３種類の細胞は骨髄に由来する。そのため、白血病などの一部のがんで行われているように、医師たちは戦略的に骨髄細胞を破壊して交換する試みを実際に開始している。

この試みでは第一に、化学療法を使用して、ＨＩＶに感染している可能性のあるすべての細胞を排除する。当然、一部の細胞には感染していない可能性がある。この療法は私たちの免疫系の重要な構成要素を破壊する。ヒトはこれらの細胞なしでは長く生きられない。そこで感染していない提供者の骨髄細胞を患者に移植し、新しく感染していない免疫細胞を生じさせる必要がある。それと同時に、新たにつくられる免疫細胞の感染を防ぐことを目的として、血流を循環しているウイルスを破壊するための積極的な抗ウイルス療法を、化学療法および骨髄移植の全体過程を通じて行う。

この治療を受けた患者ティモシー・レイ・ブラウンの場合、ＨＩＶは４年以上経っても検出されないままであった。[＊4] しかし、他の二人の患者には、治療後１年以内に検出可能なレベルのＨＩＶが出現した。ただし、各患者の状況は異なる。ブラウンがｇｐ１２０適合時関門を遮断することによってＨＩＶ耐性をもたらす突然変異ＣＣＲ５-Δ32の欠損を二つもつ骨髄提供者から移植を受けたのに対し、他の二人は一つしかもたない骨髄提供者から移植を受けていた。二人の新しい骨髄細胞は、ＨＩＶ感染に対して部分的な耐性しかなかったのである。

残念ながら、骨髄提供者と移植対象患者の適合はもとから難しい。[＊5] 適合して、なおかつＣＣＲ５-Δ32の欠損が二つある提供者を見つけられる可能性はほとんどない。この理由だけでも、広範囲にわたる治療法としては利用しにくいことがわかる。さらに、この治療は長期の入院を必要とするため、ＨＩＶに感染した何百万人もの人々に適用するのは現実

＊４　ブラウンは１９９５年にＨＩＶ陽性と診断され、２００６年に急性骨髄性白血病を発症。二度の骨髄移植手術を受けて以降、ＨＩＶ陰性となった世界初の人物。２０１２年には自ら実名を公表して財団を設立、ＨＩＶ治療研究に関する情報提供を行った。２０１９年に白血病が再発、２０２０年９月に死去

＊５　両者の白血球の型が一致していなければならない

的ではない。それでもティモシー・レイ・ブラウンの治療の重要性は非常に大きく、彼の成功は間違いなく、より広範に使用できる治療法への第一歩になる。たとえば、この治療法は、ＣＣＲ5-Δ32変異の重要性を明確に示しており、この遺伝子の機能変化に基づく新しい治療法が発見される可能性も示している。

ＨＩＶ研究および一般的な感染症研究における一つの差し迫った疑問は、「なぜ今なのか」ということだ。ＨＩＶはどこから来たのか。どのようにして、これほど急速に健康と経済の安定に対する世界的な脅威となったのか。これらの疑問に対する答えを理解できれば、次の新興感染症を予防できるか、少なくとも拡大を遅らせることができるかもしれない。

研究者たちは、ＨＩＶの出現を理解する手段として、接触ネットワーク（第3章参照）と系統樹を用いている。系統樹は、進化生物学の基本的な分析手段の一つだ。これは、生物を類似性によって分類する方法だが、（注意深く分類すれば）相互の関連性もわかる。図5は、ＨＩＶとインフルエンザの系統樹を表している。今日、ほとんどの系統発生は遺伝情報をもとに構築されている。さらに、二つの生物が祖先を共有していた時期が近ければ近いほど、両者はより密接に関連し、その遺伝子もより類似していることがわかっている。系統樹を用いる際には、より密接に関連する遺伝子を系統発生上で近くに配置し、より離

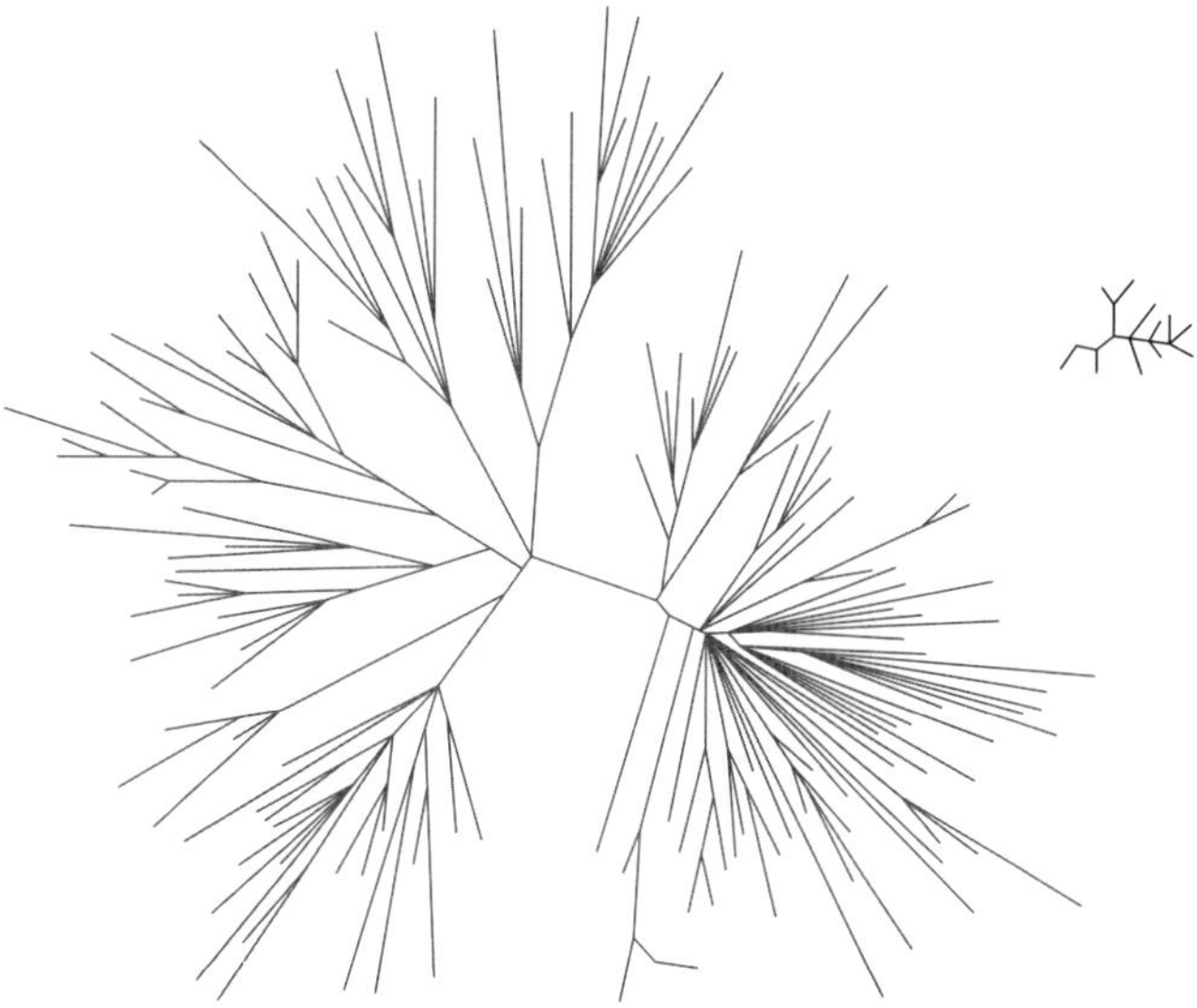

**図5**　HIV（左、大きい系統樹）は広範囲に及ぶ遺伝的変異を特徴とし、ウイルス株は長期間持続する。インフルエンザ（右、小さい系統樹）は、ほとんど変化がなく、時間の経過とともにウイルス株が共存していくのではなく、新しい株に置き換わるという特徴がある。

れた遺伝子を遠くに配置することによって、その関連性を示す。系統樹を構築する上での妥当性は、不規則だが比較的決まった割合で生じる突然変異の性質をどう扱うかによる。というのも、遺伝子の類似性は、二つの生物の突然変異の回数の違いという観点からも評価されるからである。系統樹でできることは、関連性の理解だけではない。系統樹の形状を分析すると、どのような進化過程が、どのような時間軸で発生したかがわかる。

　近接した種で突然変異が同じような割合で発生する場合（ほとん

どの場合、これにあてはまる）、突然変異の回数を数えるだけで、進化にかかった時間を推定できる。たとえば、二つのウイルスが7回の突然変異を経て異なっている場合、それらは20回の突然変異を経て異なるウイルスよりも近接であり、祖先を共有していた時期も比較的新しいことを意味する。系統樹では、枝の長さは突然変異の回数に比例するため、時間にも比例する。

系統樹には枝の長さだけでない、もっと有用な情報もある。その形状が、ウイルス進化について多くのことを教えてくれる。それは、インフルエンザの系統樹とＨＩＶの系統樹を比較してみれば直感的に理解できる。インフルエンザの樹には、幹の近くにいくつかの短い枝がある。この形は、インフルエンザウイルスの大部分が、「集団内で長期間存続しない」という事実を反映している。インフルエンザの場合、新しい突然変異体がすぐに現れて集団を引き継ぎ、古いものに取って代わる。それに比べて、ＨＩＶの樹ははるかに複雑だ。長い枝がたくさんある。そのため、中心となる幹を特定することさえ困難である。インフルエンザとは対照的に、ＨＩＶの新しい突然変異株は、古いウイルス株と長期間共存する傾向にあり、両者はそれぞれ独立性を保ちながら個別に進化する。

今日私たちが知るＨＩＶの祖先に関する最も有力な説は、食用のために解体処理されたチンパンジーがもっていたウイルスで、それに不運な人間が感染したというものだ。[*6] それにしても、なぜ今になってＨＩＶが世界的に流行したのだろうか。ＨＩＶの祖先であるウイルスの一種、サル免疫不全ウイルス（ＳＩＶ）は何千年も前から存在しており、人間も長い間このウイルスにさらされてきたはずだ。系統発生学的な方法で、現代のウイルスと病院の冷凍庫に注意深く保管されてきた古い血液を解析すると、世界的に最も流行しているＨＩＶ－１Ｍ型の起源は１９１０～１９３０年の間にあることがわかる。原因となったチンパンジーから人間への感染はそれよりも前に起こっていたかもしれない。Ｍ型ほど感染拡大していないＨＩＶ－１の他の型[*7]は、それぞれ独立して発生した。なかにはＭ型よりも早い時期に発生したものもある。これらの型の感染率も同時に増加したように見える。当時、今日の世界的流行を引き起こすような何かが起こっていたのだろうか。

この問題について考えるには、まずヒト以外の宿主からヒトへの病原体の移行を理解する必要がある（人獣共通感染症については第1章参照）。人獣共通感染症には二つの典型的なパターンがある。ヒト集団で基本再生産数が１未満の人獣共通感染症は、一人の感染者が一人未満の新たな感染を引き起こすもので、偶然の感染と考えられる。個々の感染者は重

＊6　西・中央アフリカでは貴重なタンパク源として、現在も霊長類の肉が食べられている
＊7　N型、O型、P型の3種がある

症になって死亡する可能性もあるが、人から人への感染率が低すぎるため、宿主の交代は起こらない。一方、基本再生産数が持続性の最小値である1よりもわずかに大きい場合、病原体は新たな宿主を獲得することになる。やがて、病原体がヒト集団内で循環し始めると、病原体が新しい宿主に適応するための突然変異が生じる可能性もある。言い換えれば、これらの突然変異が適合時関門をさらに開くことになる。

先に説明したように、突然変異は不規則に起きる。特定の突然変異が起こる確率は、遺伝子の総量に比例する。したがって、ヒトの感染者数を少なくして、突然変異の総量を抑制するためには、最初の人獣共通感染症に迅速に対応することが重要だ。たとえば、２００３年に発生したサル痘ウイルスは、アフリカからアメリカに輸出された[*8]ガンビアネズミから、ペット取引業者のもとで一緒に飼育されていたプレーリードッグにうつり、プレーリードッグからさらにヒトへとうつるという2段階の宿主移行の結果として、西半球で初めて感染が確認された。アフリカでは、少なくとも1回（おそらく数回）は人から人への感染が起こったが、アメリカでは患者たちがすぐに治療を受けたことと、医療施設の衛生状態がよかったため、人から人への感染には進展せず、流行は71例だけで止まった。死者はゼロだった。

現在のＨＩＶの大流行に関する最も単純な議論は何も変わっていない――「私たちは運

が悪かっただけだ」というものである。この議論によれば、サル免疫不全ウイルス（ＳＩＶ）が人間に侵入して（接触時関門を通過し）、人から人への感染能力を進化させる（適合時関門を開く）確率は、時間の経過にかかわらずほぼ一定だったことになる。20世紀初頭は、たまたま成功したのが1回だけだった。しかし、この議論は満足のいくものではない。たとえ特定の時間に宿主移行が成功する可能性が低くても、サル免疫不全ウイルスの宿主と人間は長い間共存している。それなのに、先の議論では、このようなチンパンジーから人間への感染はこれまでに発生したことがないということになる。

ＨＩＶの出現について最も広く受け入れられている仮説は、霊長類から人間への移行は実際に何度も起こったが、感染した集団を超えて広がることができなかったため、世界中で見過ごされてきたというものだ（エボラウイルスでも同様の経過が見られる。おそらくは孤立したヒトの集団で数世紀または数千年にわたって小さな発生が起こっており、過去40年間に関しては記録にも残っている。それが２０１４年に西アフリカの都市に住む集団に出現したことで、西側諸国の注目を集めただけだというのである）。だが、近年のＨＩＶのヒトへの移行に関しては、人口統計学上と社会学上の変化と、感染の促進が同時に起こった。この特定の宿主

＊8　アフリカオニネズミの別名で、アフリカでは食用とされている

移行は、かつては孤立していた多くの社会を結ぶ道路[*9]の建設と同様、今も続いているアフリカの都市化とも時を同じくしている。さらには、政情不安や性革命、世界的な移動の増加もこの宿主移行と重なる。

一方、ウイルスに感染したチンパンジーの血液がヒトの傷口に入るなどという単純な出来事は人獣共通感染症の変化を引き起こすには不十分であり、サル免疫不全ウイルスがヒトに適応したＨＩＶに進化するまでに、意図的ではないにせよ、なんらかの人間の手が入ったのだと主張する研究者もいる。つまり、滅菌されていない注射針を再利用することによって、人から人への感染を可能にする突然変異が生じたというのである。

これらの二つの仮説（都市化と滅菌されていない注射針）は互いに相容れないものではなく、協調して機能した結果、ウイルスが広まった可能性もある。確かなことは今後もわからないだろうが、「ＨＩＶがどこから来たのか」を問うことで、私たちは重要な教訓を学び、他の病原体の拡散を抑制するために応用することができる可能性がある。

＊9　トランス・アフリカ・ハイウェイと呼ばれる。アフリカ大陸の国々を結ぶ幹線道路網として、9路線で構成され、その総延長は5万6683キロメートルに及ぶ

# 5

# コレラ

コレラは、感染症に関するあらゆる議論において基盤となる役割を果たしてきた。また、感染症疫学の柱の一つである「コッホの原則」が生まれるきっかけにもなった。コッホの原則とは、ドイツの医師で細菌学者のロベルト・コッホが、ある微生物を病気の原因として特定する方法をまとめたもので、⑴その微生物は病気の人に見られるが、健康な人には見られない、⑵その微生物は病気の人から分離して、培養できる、⑶実験室で培養された微生物は、新しい宿主にも同じ病気を起こすことができる、⑷微生物は新しく感染した宿主から再び分離できる、という4原則から成る。さらに言えば、コレラは、予防策として清潔な飲料水の供給を重視すべきだという知見をもたらし、実施の過程で他の膨大な数の水媒介性感染症の接触時関門も閉じた。

コレラ菌は、コレラの名で知られる下痢性疾患の原因だが、この細菌は多様である[1]。新しく採取された病原体は、既知のコレラ菌に感染した哺乳類の体内で産生された抗体に反応するかどうかで各型に割り振られる。抗体は[2]特異的で、抗体を生成した哺乳類に注射されたコレラ菌にのみ反応する。その原理を応用して、コレラ菌のさまざまな菌株を同定することができる。たとえば、新しいサンプルが既知のO《オー》1株を注射された動物の抗体に反応する場合、それはO1型と分類される。そうした各型が血清型と呼ばれるのは、抗体が血清から分離されるためで、「血清に基づく型」を意味する。流行の原因としては、O1型とO139型の二つが大半を占める。この二つの血清型においても、二つの特別な遺伝子をもつコレラ菌のみが流行を起こす。一つの遺伝子が適合時関門を突破し、もう一つが接触時関門を開くからである。

コレラに感染するには、約100万個という膨大な数のコレラ菌を口から摂取する必要がある。胃酸は、食物を消化するだけでなく、人が誤って飲んだり食べたりしたコレラ菌を含むあらゆる種類の微生物を殺菌し、その人を保護している。食物には胃酸を中和する作用があるので、完全に空の胃で感染を確実に起こすには100兆個の細菌が必要だ。これは、食物と一緒に細菌を摂取する場合の10万倍にあたる。それでも、数多くの細菌のなかには、胃酸の猛攻撃を耐え忍んで小腸に到達できるものもいる。

胃酸のなかを生き延びることができた細菌は、小腸細胞を感染させなくてはならない。コレラ菌が感染を起こすには少なくとも、毒素共調節線毛（TCP線毛）産生に関わる遺伝子群を必要とする。毒素共調節線毛は感染に不可欠な因子で、この線毛がなければ病気は発生しない。他の多くの遺伝子もコレラ菌の集落形成能力を高めるが、絶対に不可欠なの

＊1　現在200数種類の血清型に分類されているが、そのうちコレラを起こす毒素を産生するのはO1型とO139型の2種類のみである

＊2　医療用語で、「～に対してのみ特徴的に見られること（他の状態や病気では見られないこと）」を指す

は毒素共調節線毛だけである。驚くことに、集落形成後でも、コレラ毒素遺伝子が発現されないかぎり、コレラ菌はコレラを発症しない。つまり、コレラ菌自身は感染性だが、病原性はないということになる。一方、病原性と感染には強い相関がある。コレラ毒素は、コレラの宿主間伝播に不可欠だ。コレラ毒素は小腸の水分吸収を阻害し、重度の下痢を起こして宿主を脱水症や死に導くだけでなく、下水などを介してコレラ菌を環境に排出し、新しい宿主への接触を可能にする。

コレラは恐ろしい症状をもたらすが、明るい材料としては、治療が意外なほど容易だということがある。患者に砂糖と食塩を含む単純な経口補水液を与えるだけで、死亡率を大幅に下げることができる。抗生物質も二次感染を防ぐ意味では役に立つ。抗生物質の最大の利点は、感染性期間を短くし、他人を感染させるリスクを減らすことだ。

コレラは疫学の歴史においても重要な役割を果たしてきた。19世紀半ば、ロンドンの医師ジョン・スノウはコレラが流行した際、この病気が感染性の媒介物によって拡散されることに気づいた。媒介物の出どころが、ある公共の井戸水であることを突き止めたスノウの発見は間違いなく、体系的な推理作業としての疫学の事始めといえる。

スノウの洞察は今日もなお有用で、浄水設備や水処理設備を整えて接触時間門を閉じることは、コレラ流行を防ぐための優れた方法となっている。しかし、沸騰による水の浄化

（遠隔地や開発途上地域でも実施できるローテクな解決策）には大量の薪《まき》を必要とする。政治的に不安定な地域で薪を集めるのは危険であり、伐採は森林破壊につながる。処理設備や化学薬品による水浄化などのハイテクな解決策には資金が必要となるし、物流管理の面で困難な場合もある。公衆衛生担当者が勧める誰にでもできる効果的な解決策は、インドの女性が着るサリー用の布を４枚重ねにして、水をろ過する方法である。これにより感染率を50パーセント減らすことができる。

一方、水処理設備が整っていても、感染者が自宅で家族にコレラを広めてしまう可能性は残る。コレラ流行時の社会ネットワークを分析すると、菌が病人の世話をする人の手に付着した結果、汚染された水や食物を介して、世帯間よりも世帯内で感染が急拡大することがわかった。そこで公衆衛生担当者は、感染者が家庭用の水を汲む際に手や衣服を水に浸して汚染することのないように、（従来の口の広いバケツではなく）口が狭い蛇口のついた貯水容器を使うよう推奨している。このような介入により、コレラの感染率は約40パーセント減少した。

コレラ菌はどのように進化するのだろうか。宿主と病原体の「赤の女王仮説」（第１章の注９参照）では、細菌は一般的にウイルスほど頻繁に衣装を替えない。細菌の生化学的機構は人間のものとは大きく異なるので、人間は真菌などの他の生物から借りた抗生物質を使って細菌に毒を盛ることで反撃できる（第1章参照）。この戦略は通常、人間とウイルスの競争では機能しない。ウイルスは、宿主である人間の生化学的経路をかなり共有しているため、ウイルスに毒を盛れば人間も中毒を起こす可能性があるからだ。細菌とウイルスのもう一つの違いは、細菌はウイルスの何倍も変異する速度が遅いため、人間の免疫機構からうまく身を隠せないということがある。そのため、細菌は免疫を回避する代わりに、宿主の対抗策（抗菌薬剤）に対する耐性をつけることに焦点を合わせている。

　コレラ菌などの細菌は、ウイルスのように全身の衣装を取り替えるのではなく、自然淘汰によっていつでも必要に応じてアクセサリー、つまり対抗策を獲得したり喪失したりすることで、宿主に対抗しようとする。たとえば、自然淘汰が羽毛でできたマフラーを必要とし、それが衣装ケース（つまり宿主の環境）のなかにある場合、それを選んだ細菌は繁栄する。マフラーをもつ細菌は、マフラーをもたない細菌よりも多くの子孫を残す。これは、通常の意味での自然淘汰だ。ただし、細菌にとっては羽毛のマフラーですら重いので、生き残るためにマフラーは不要であるとわかった場合、それを捨てることが細菌にとって最大の利益になる。

　もちろん、細菌は実際にマフラーを身につけたりはしない。代わりに、遺伝子を獲得したり失ったりする。獲得方法の一つは、他の細菌から[*3]可動遺伝因子を取得することだ。新しい有用な遺伝子のもう一つの供給源は、細菌に感染するウイルス[＊4]である。そのメカニズムはどちらも、世代間（垂直方向）ではなく、世代内（水平方向）の遺伝子の取り込みを伴うため、「遺伝子の水平伝播」と呼ばれている。細菌は動物のように子孫を増やすのではなく分裂して増殖するが、遺伝子の水平伝播には新しい個体作成は必要ない。既存の細菌同士が接触するだけで達成される。

現に起こっている進化の好例の一つは、細菌の抗生物質耐性だ。これは通常、遺伝子の水平伝播によるもので、多くの場合、プラスミド（染色体から分離された小さな円形のＤＮＡ）を介して伝達される。コレラも例外ではない。コレラの治療には抗生物質は必要ないが、服用すれば感染性期間が短縮され、症状が緩和される。だが、抗生物質を多用すると、耐性菌が選択されるシナリオが現実のものとなる。

ウイルスと異なり、細菌の薬剤耐性は一般にいくつかの理由から、新しい突然変異の結果としては発生しない。すでに述べたように、細菌の突然変異率は通常、ウイルスの突然変異率よりもはるかに低い。これは、細菌が新しい薬剤耐性機構を進化させる能力が低い

＊3　ある種のウイルスなどに見られる、遺伝子中あるいは遺伝子間を移動できるＤＮＡ配列。略してＭＧＥ

＊4　細菌に感染するウイルスを総称して「バクテリオファージ」、略して「ファージ」という

ことを意味する。第二に、細菌はウイルスよりも、遺伝子の水平伝播を利用する割合が高い。細菌における薬剤耐性の最も悪名高い二つの例は、メチシリン耐性黄色ブドウ球菌（ＭＲＳＡ）と新たな災厄であるカルバペネム耐性腸内細菌科細菌（ＣＲＥ）である。二つの薬剤耐性菌は、さまざまな抗生物質に対する耐性をもつ遺伝子の水平伝播によって生まれた。

　コレラ菌は、主にＳＸＴ要素（サルファおよびトリメトプリムに対する耐性を付与する）と呼ばれるＤＮＡの断片を獲得することで耐性を獲得する。これは、プラスミドに似ているが、円形ではなく線形だ。いったん抗生物質耐性を獲得すると、抗生物質が使われ続けるかぎり、細菌はそうでない場合よりも高い複製能を発揮する。一方で抗生物質の使用をやめると、耐性は失われる。大きな遺伝子をもつ細菌は、小さな遺伝子をもつ細菌よりも複製に時間がかかる。そのため、抗生物質耐性遺伝子が多数含まれている細菌は、そのような遺伝子がない細菌よりも複製に時間がかかる。これは、急速に増加する集団にとって重大な障害となるため、耐性のコストと呼ばれる。

　ＤＮＡを遺伝子に組み込むことができるのと同じように、ＤＮＡを再び抜き出すこともできる。そうなると、遺伝子の小さい細菌のほうが有利になる。あるいは、抗生物質耐性遺伝子が染色体自体ではなくプラスミド上にあって、それらが細菌に何の利点も与えない場合、プラスミド自体が遺伝的浮動によって失われる可能性もある。他の細菌では、耐性コストが代謝コストによって引き起こされる可能性もあり、その場合、細菌が毒素を細胞外へ排出するためにエネルギーを消費するか、または抗生物質に耐性を獲得するための生化学的経路へ切り替わるためにエネルギーを消費するかといったことが考えられる。しかし、抗生物質耐性を示す経路は生化学的にはあまり効率的ではない。

　コレラ菌が人間に感染していると同時に、コレラ菌もウイルスに感染している可能性がある。前述のように、細菌はウイルスから有用な遺伝子を獲得できる。それを考えれば、コレラ菌にウイルスが感染していることにもそれほど驚きはないだろう。自然淘汰は、日和見主義的である生物に報酬を与える。状況によっては、宿主に有用な何かを与えるウイルスは、そうでないウイルスよりも存続する可能性が高くなる。コレラ菌がウイルスから新たな遺伝子を獲得するしくみを理解するには、細菌に感染するウイルスである「ファージ」についてもう少し知る必要がある。

　ファージの一般的なタイプの一つは、テンペレートファージで、これは二つの戦略に従う。一つ目は溶原性で、ファージが細胞に侵入すると、そのＤＮＡが細菌の遺伝子に組み込まれる。ファージＤＮＡは「プロファージ」と呼ばれ、プロファージは細菌自身のＤＮＡとともに複製され、感染した細菌すべての子孫に広がる。ファージが絶滅の危機に瀕していることを示す生化学的信号を受け取らないかぎり、そこは平和な王国だ。その場合、ファージは非破壊的に存在するか、溶菌戦略を採用する。

溶菌戦略では、ファージは細菌をウイルス生産工場に変え、十分な子孫がつくられると細胞を破裂（「溶菌」）させて最終的に細菌を殺す。新しくつくられたファージは、他の細菌に感染し続け、環境条件に応じて非破壊的か溶菌的かの戦略を選択する。

先に述べたように、コレラ菌のほんの数株だけが毒素遺伝子をもっている。コレラ毒素は、テンペレートファージＣＴＸφ《ファイ》によって宿主に運ばれる贈り物である。ＣＴＸφがコレラの遺伝子に取り込まれると、毒素が発現し、感染が加速する（基本再生産数が大きくなる）。しかし、ファージは、テンペレートファージでさえ、利他的ではない。コレラ毒素は細菌の適応度を高めるが、一方で、患者の腸内細菌と一緒に増殖するプロファージの適応度も高める。

コレラのパンデミックに必須の遺伝子には、他に毒素共調節線毛（ＴＣＰ線毛）がある。これは前述のように、コレラ菌が小腸に集落を形成することを可能にする。毒素共調節線毛には別の機能もある。ファージＣＴＸφの受容体としての機能で、受容体は宿主のウイルスに対する適合時関門の一部となっている。ウイルスと受容体が正しく一致していなければ、感染は起こらない。コレラ菌が毒素共調節線毛を発現することで、ＣＴＸφは感染可能となり、コレラ毒素という贈り物を受け取る。これは、不吉ではあるが、見事な共進化の例だ。コレラ（およびプロファージ）の感染に必要な二つの要素は、相互依存的であり、両者の適合性を保証している。

一方で、招待状と贈り物から成る巧妙なシナリオというのは大きな誤解であり、より正確に見れば、細菌とファージの闘いは進行中であることがわかる。細菌は、贈り物があろうがなかろうが、ファージがパーティーに参加するのを望んではいない。ファージが細菌のなかにいるだけで何も殺さなくても、細菌の側にはわずかながら負担がかかる。それどころか、ファージは勝手にパーティーに押しかけてきた部外者だ。ファージが毒素共調節線毛を受容体として使うことができるのは、細菌がそれを自身のために必要とするからである。それに、コレラ毒素は贈り物ではない。ファージがコレラ毒素を運ぶのは、ファージ自身の適応度を高めたいからにすぎない。その適応度が、細菌の適応度とともに増加しているうちは問題ない。しかし両者がそのように機能する唯一の理由は、ファージが細菌の遺伝子に組み込まれていて、両者の適応度が密接に関連しているからにすぎない。突然変異が起きるかＤＮＡの新しい塊が現れて、細菌を犠牲にしてウイルスの適応度を高めようとしたり、細菌がコレラ毒素を維持しながらパーティーに押しかけてくるプロファージを排除できる場合には、自然淘汰が変化を最適化し、招待状や贈り物、あるいはパーティーといった上流社会の優雅な幻想は消え失せるだろう。

実際、この話にはある証拠がある。詳細な研究の結果、コレラ毒素はファージが最近獲得したものであることがわかった。コレラ毒素をもたないが、受容体として毒素共調節線毛を使用するファージは数多くある。さらに、コレラ毒素遺伝子の組成は、この遺伝子が他の遺伝子よりも新しいことを示唆している。つまり、細菌だけでなく、細菌に寄生するウイルスも、自身の利益のためにアクセサリーをつけることができるのである。

ファージの多くはコレラ毒素をもっていない。とすれば、毒素共調節線毛が進化してファージＣＴＸφがその線毛を使用できないようにしないのはなぜだろうか。おそらく、ファージ感染はコレラ菌をそれほど傷つけないからだろう――たとえ脅かされたとしても、このファージは菌を殺さずに細胞から出ていく。特に小腸内での集落形成に毒素共調節線毛が必要であることを考えると、この線毛を変更することによって細菌がファージ感染に抵抗するという選択肢はほとんどない。

コレラ菌に感染する他のファージはもっと、常に獲物を殺す捕食者のように振る舞い、必然的に溶菌する。そのようなファージは、宿主を溶菌させることによってのみ生き残ることができる。言い換えれば、感染した細菌にとっては致命的である。これらの溶菌性ファージのなかで最も有名なのは、ＪＳＦファージだ。ＪＳＦファージはＣＴＸφとは異なる受容体を利用してコレラ菌に侵入する。

かつてコレラが風土病だった地域では、季節的にコレラ流行が発生する。科学者たちは最近、ガンジス川[*5]デルタでは、水中の溶菌性ファージの数が少ないときに流行が始まり、溶菌性ファージが多くなるとやむ傾向があることに気がついた。さらに、コレラ患者のファージの相対的量は、水生環境におけるファージの相対的量を反映していることもわかった。流行初期の患者には溶菌性ファージが少なく、流行が進むにつれて多くなる。これらの観察結果は、コレラ菌間での溶菌性ファージの流行が、ヒトの間で発生しているコレラの流行と足並みをそろえていることを示唆する。こうした事実は、流行予防に役立つかもしれない。

ファージは、個人および集団レベルでコレラを予防するのにも利用できる。ファージ療法は、１９２０年代にさまざまな細菌によって起こされるコレラに似た下痢性疾患「赤痢」の治療法として開発されて以来、用いられてきた。ファージ療法の大きな利点は、多くのファージが特定の細菌に特異的に感染するという事実に基づく。だから、副作用が少ない。従来の抗生物質は、悪玉菌だけでなく、私たちの体内に必須の善玉菌をも攻撃する。多く

＊５　インドとバングラデシュにまたがるガンジス川河口の広大なデルタ地帯

の女性は、抗生物質使用によって膣内常在菌が破壊されたときに生じる、[*6]酵母型真菌感染症に苦しめられてきた。うまく設計されたファージ療法が成功すれば、善玉菌を残して悪玉菌だけを殺すことができる。

ファージ療法の欠点は、ファージ自身が進化するということにある。ファージが患者に導入されると、コレラ毒素のように病気を悪化させる可能性も含め、自然淘汰によって独自に進化する可能性がある。そのようなリスクを減らすために実行可能な対策は、感染する細菌と遺伝子を交換する治療用ファージの能力を制限することだ。ファージが進化する可能性は、この療法がロシアとジョージア以外の国で実施されていない理由の一つとなっている。一方で、過去60年間にファージ療法に関する有害事象はほとんど報告されていない。ファージ療法は、抗生物質の耐性の増加と、集団で用いる際の溶菌性ファージの有益な効果により、世界で再び注目を集めている。

コレラ流行の季節性については、詳しく調べる価値がある。バングラデシュでは、コレラ菌に寄生するファージも季節によって変動する。この変動は生態学者によく知られている、通常の捕食者と被食者の関係（動物と動物、または動物と植物）に似て、ファージがコレラ菌を追いかけているようにも見える。つまり、被食者である獲物（コレラ菌）が最初に増加し、次に捕食者（ファージ）が増加し、獲物を減少させる。獲物が減少すると当然、捕食者も減少し、食べるものがなくなると再び獲物が増加するという存在量の循環が生まれる。したがって、ファージが獲物であるコレラ菌の量を制御するのではなく、コレラ菌が捕食者（ファージ）の量を規定している可能性がある。この考え方は、ハイチでのコレラ流行も季節性を示したという観察から裏づけられた。ただし、ハイチの環境にはファージがないようだ。季節性はバングラデシュとハイチでは、異なるメカニズムによって駆動されたか、ファージの季節性はコレラ菌の季節性の原因ではなく結果だということなのだろうか。

飲料水を介して感染する微生物ということからは予想しづらいが、コレラ菌は塩水で増殖する一方で、水が十分に温かく、十分な栄養素を含んでいる場合には、淡水でも生き続ける。バングラデシュでの流行は、二つの理由から、海面温度と密接に関わっている。第一に、海面温度の上昇は暴風雨につながり、洪水を引き起こす。洪水は衛生状態を悪化させ、飲料水に下水を混入させる結果、コレラの感染を引き起こす。

第二に、海面温度の上昇は（特に大量の栄養素に関連して）植物性プランクトンと呼ばれる小さな植物であるアオコの増加を招く。植物性プランクトンは、動物性プランクトンや海

＊6　日本では「膣カンジダ症」と診断される

中や海面を浮遊する小さな海洋生物の餌になる。コレラ菌は、カイアシ類と呼ばれるエビのような動物性プランクトンの外骨格（キチンと呼ばれる物質でできている）に付着することもある。コレラ菌が胃酸のなかでも生き残るためには、人は大量のコレラ菌を飲み込む必要があることを忘れないでほしい。1匹のカイアシ類には1万個のコレラ菌が付着できる。そのようなカイアシ類を飲み込むことは、コレラ爆弾を摂取するようなものだ。カイアシ類が、食物で満たされた人の胃に到着した場合、それは病気を起こすのに十分なコレラ菌を摂取したことに等しい。一方、飲み水のなかに数匹のコレラ菌が浮遊していて、それを飲んだとしても害は及ばない。多数のコレラ菌がカイアシ類に付着する能力は、コレラに感染した患者からではなく、環境源からコレラの流行がどのようにして発生するかを説明するのに用いられてきた。

他の科学分野でも同様だが、コレラの話のある部分は科学界に受け入れられており、別の部分は受け入れられていない。たとえば、科学者たちは、コレラ菌が育った条件に応じて異なる挙動をするという事実に長い間とまどっている。コレラ菌の感染に必要な数の推定値を計算する際には、実験室で培養されたコレラ菌が基準となる。しかし、実験室で育てられたコレラ菌でも、実際に腸に感染して下痢で排出される過程を経るにつれて、高い感染効率を獲得するように変化する可能性がある。新しい宿主に感染するために必要な高い感染性の細菌は、数が少なくてすむ。一方で、そうした高い感染効率への変化がなければ、コレラが急速に集団全体に広がることを説明するのは困難だ。たとえば、１９９１年にペルーでコレラが流行した際には、最初の週だけで３万件の症例が報告された。

高い感染性を有するコレラ菌が別の人間の腸に到達した場合、それは高い感染性を保ったままの状態を維持する（溶菌性ファージによって殺されたり、抗生物質で攻撃されたりしないかぎりは）。一方、同じ細菌が患者の腸を離れて水に入り、他の人間によって５～24時間取り込まれなかった場合、その細菌は生理学的変化を経て、「生きているが培養できない」または「活性はあるが培養できない」といわれる、それ以前と非常に異なる状態に変化する。この論争については聞いたことがあるかもしれない。この現象は30年以上前から知られているが、私たちはそれを何と呼ぶのかについてさえ同意できないでいる。培養不可能なコレラ菌は、新たなコレラ流行発生の潜在的な環境貯蔵庫として注目を集めている。ただし、このプロセスが可逆的であるかどうか、特に、いったん培養不可能になった細菌が、人間に感染し、体内に集落を形成する能力を回復できるかどうかは不明だ。

コレラの別の環境貯蔵庫は、細菌が水に入ったあとに想定される増殖を抑制する「パーシスター」と呼ばれる表現型に由来する可能性がある。コレラ菌が人間の腸を離れて水に入るときに見られるように、コレラ菌は低栄養状態のとき、このパーシスター状態に入る。

パーシスター状態は休眠を伴うようで、遺伝子発現とともに形態にも変化が見られる。ただし、この状態の細菌は培養することができ、十分な資源、特にキチンが提供された場合に再び目覚めることが実験で証明されている。

　コレラの発生源と病原性を理解する重要な例として、ハイチで起きたコレラの流行を取り上げよう。２０１０年にハイチで起きた地震の悲劇は、コレラの発生によってさらに深刻化し、最初の年には47万件以上の症例が報告され、６６３１人が死亡した。ハイチではそれまで少なくとも１００年間コレラの流行が見られなかったため、この病気がどのようにして発生したのかという疑問が生じた。血清型別の分析、特定遺伝子の有無の比較、高度な系統解析などの分析結果はすべて、ハイチのコレラ菌がメキシコ湾岸地域の環境源からのものではないことを示唆した。

　代わりに、ハイチの患者から分離されたコレラ菌は東南アジアのコレラ菌に最も似ており、この地域から来た人々、または最近この地域を訪れたことのある人々とともに到着した可能性が示唆された。この条件にあてはまったのが、ネパールから来た国連平和維持部隊だった。コレラはハイチ全土に急速に広まったが、発生源として特定されたのは、ネパールの平和維持部隊のキャンプ地となっていたアルティボニット川支流付近であった。

# 6

## マラリア

マラリアは地球上で最も手ごわい感染症の一つだが、温帯地域の先進国に住む人々は、これまでの章で紹介してきた感染症と比べて、あまり恐ろしいものとは感じていないかもしれない。それはマラリアの感染性や病原性が低いからではない。現代は、マラリアの媒介生物である蚊の[*1]生態学的地位から、この感染症が熱帯地域以外で発生することがめったにないからである。マラリアは、コレラのように集中的で激しい流行にはならず、風土病として集団のなかで長期にわたって一定の強度で発生する傾向にある。現在最も流行しているマラリアは急激な感染や死をもたらすものではなく、慢性で消耗性という風土病の特徴を示す。例外は熱帯熱マラリアで、サハラ以南アフリカで最も多い感染症だ。慢性化したマラリアが起こす栄養失調と貧血は子どもたちの学習阻害要因であり、慢性的な神経症状を起こす可能性もある。すべてのマラリアに共通するさまざまな非致死的影響と熱帯熱マラリアが与える致死的影響を考え合わせると、人類に対するマラリアの累積的影響は計り知れない。

　公衆衛生担当者は、[*2]障害調整生存年数（ＤＡＬＹｓ）を用いて慢性疾患の影響を計算する。この数値は、疾患によって失われる命と生産性と幸福度を考慮に入れている。一方で、疾病による影響を適切に評価することは、倫理的な課題を提起する。慢性的な病気を抱えた人の１年は、健康な人の何カ月に相当するのか。６カ月か。３カ月か。１カ月か。乳幼児、中年、高齢者の死亡または障害の影響はどのように比較されるべきなのか。障害調整生存年数の計算は、病気とともに生きる人々に対する慢性的な影響が、病気による死と同じくらい重要だという事実を示した。２０１０年、マラリアは全感染症のなかでエイズをわずかに上回り、障害調整生存年数で一位にランクされた。また、確固たる証拠を得るのは困難だが（貧しい国の人々はマラリアにかかりがちだが、豊かな国の人々はかかりにくいということもあって）、研究者は、マラリアを排除すると経済成長率が数パーセント上昇する可能性があると考えている。低迷する経済と健全な経済の差が出るというのである。

すべての感染症には奇妙で興味深い「癖」が見られるが、マラリアの場合はこれまで紹介したどの感染症よりも複雑である。マラリアは細菌とは違い、遺伝物質が核内に閉じ込められている単細胞生物であるマラリア原虫が病気を引き起こす。遺伝子は約２３００万塩基対のＤＮＡから成り、ＨＩＶやインフルエンザウイルスの数千倍、コレラ菌の約５倍の遺伝子長を有する。

---

＊1　生物学的な環境における位置、食物や捕食者との関係

＊2　疾病負荷の指標の一つで、病的状態、障害、早死により失われた健康的な生活の年数を意味する。算出方法は、障害調整生存年数（ＤＡＬＹｓ）＝損失生存年数（早死にすることによって失われた年数、ＹＬＬｓ）＋障害生存年数（障害など理想的ではない健康状態で過ごす年数、ＹＬＤｓ）で表される

マラリアの複雑さは、媒介生物にも起因している。マラリアは、さまざまな種類のハマ[*3]ダラカを介して、人から人へうつる。マラリアはハマダラカの生化学を調整して、蚊では自由生活型の細菌生物として、ヒトでは病原体として存在するが、マラリアにはさらに困難な課題がある。生化学を二つの異なる生物学的環境（人間宿主と媒介蚊）、および各宿主内の複数の臓器（人間の血液と肝臓、蚊の腸と唾液腺）に合わせて調整する。寄生生物にとって、生物学的環境は物理的環境よりも大きな課題だ。乾燥や紫外線などの物理的環境は、宿主を飛び出して移動する寄生生物にとって脅威となるが、攻撃してくるわけではない。それとは対照的に、宿主生物は、免疫系を介して攻撃し、寄生生物を破壊しようと積極的な措置を講じてくる。

ヒトに感染するマラリア原虫は４種類ある。重症度の高い順に並べると、熱帯熱マラリア原虫、三日熱マラリア原虫、卵形マラリア原虫、四日熱マラリア原虫となる（マラリア原虫はプラスモジウム属という属名で呼ばれ、*P.*と略記する）。５番目の種となるサルマラリア原虫は、もともとマカクザルの病原体として知られていたが、東南アジアではヒトの病気として出現している。これまで観察されたのは、ヒトからヒトへの感染ではなく、サルからヒトへの（蚊を介した）感染のみである。

すべてのマラリアは本質的に同じ生活環をもっている。媒介生物である蚊の腸内で有性生殖（雌雄の配偶子母細胞ガメトサイトの融合＝卵子と精子の融合に相当する）を行うことに始まり、次の生活環であるスポロゾイトが蚊の唾液腺に移動し、蚊が自身の卵を養うタンパク質を得ようと吸血するとき、ヒト宿主へと到達する（成熟したメスの蚊だけがヒトを刺す。これはマラリア予防に重要な意味をもつ）。注入されたスポロゾイトはヒトの肝臓に移動し、そこで単純な分裂によって増殖し、さらに血流に戻って増殖し続け、集団が増えると赤血球に感染して、それを破壊する。最終的には、血中に存在する段階でメスとオスの配偶子母細胞に発達し、別のメスの蚊が吸着してそれらを吸い上げるのを待つ。

マラリアは赤血球を破壊し、貧血を起こす。ただし、最悪の症状は、マラリア原虫（ほとんどの場合、熱帯熱マラリア原虫）が脳に侵入し、脳マラリアを起こしたときに起こる。脳マラリアでは、寄生虫が血流を遮断して炎症を引き起こす。治療を受けていない患者は命を奪われ、治療を受けて回復した患者の脳にも損傷を残すことがある。

マラリアの主要な症状は発熱だが、発熱自体はそれほど有害には見えない。マラリアの熱は、原虫の分裂小体が新たに肝臓から血流に現れるときに特徴的な頻度で再発する。48時間おき（三日熱マラリア原虫と卵形マラリア原虫）か、72時間おき（四日熱マラリア原虫と熱

＊3　約400種存在し、そのうち50種以上がマラリア媒介種

帯熱マラリア原虫）に高熱を繰り返すことが多い。多くのマラリア高流行地域では、検査が高額で専門知識を必要とするため、発熱と頭痛で診察を受ける患者は自動的にマラリアの治療を受けることが多い。

マラリアが人から人へと直接感染できないことは、予防の可能性を広げる。第2章で説明したように、「マラリア伝播の数理モデル」の考案者の一人、ロナルド・ロスは、マラリアに関する二つの重要な事実を解明した。まず、蚊がマラリアを媒介することを発見し、蚊を駆除したり、ヒトが刺されないようにしたりする（接触時関門を閉じる）ことで、マラリアを防げることを発見した。第二に、ロスの数理モデルは、マラリアを根絶するために公衆衛生機関はすべての蚊を根絶する必要がないことを示した。なすべきことは、マラリアに感染した人が蚊に刺されても、その蚊から新たに感染する人が一人未満になるまで刺される回数を減らせばよい。そのためには蚊を殺すか撃退することが必要となるが、根絶させるほどではない。

生活環のどこかで蚊を殺したり、遮断したり、撃退したりできないときは、適合時関門を閉じる。ヒトは先史時代、適合時関門を閉じるための多くの遺伝的機構を進化させたが、それは通常、代償を伴う。人類はマラリアの原因を知る前に、適合時関門を遮断する薬を開発した。それは、マラリアよりもヒトへの毒性がやや少ないという薬物の特性を利用したものであった。たとえば、ジントニック[*4]は、トニックウォーターに含まれるキニーネに抗マラリア作用があるため、１８００年代初頭以降、熱帯地方に入植したイギリス人に好まれた。直近では、自然免疫を強化するワクチンが考案されているが、これまでのところ成功したとは言い難い。以下では、適合時関門を遮断するための三つの戦略について説明する。

研究者らは４０００年前の古代エジプトのミイラからマラリア原虫のＤＮＡを採取した。一方、マラリアの起源はそれよりもはるかに古いことがわかっている。マラリア原虫の初期の仲間は、１億年前の琥珀[*5]に閉じ込められたユスリカの腸からも発見されている。おそらく爬虫類の血を吸っていたのだろう。しかし、そのような化石が見つかるのは非常にまれであり、１億年前と３０００年前のギャップを解消するには、マラリア原虫と宿主の遺伝子、両者に目を向ける必要がある。

マラリア原虫は、大規模で複雑な集団から構成されるアピコンプレックス門に属し、宿主移動を頻繁に行う。爬虫類、鳥類、哺乳類のマラリア原虫はすべてマラリア原虫と呼ばれるが、二つの集団があり、密接に関係してはいるが、明らかに区別される。一つは爬虫

＊４　ドライジンをトニックウォーターで割ったカクテル
＊５　樹木の樹脂が土砂などに埋もれ化石化したもので、昆虫や植物を取り込んでいるものがある

類と鳥類に感染する集団であり、もう一つは哺乳類に感染する集団である。哺乳類のマラリアは、約１３００万年前に爬虫類と鳥類に感染する集団から分岐した。人間に感染するマラリアもそのうちの一つである。約２００万年から７００万年前のどこかで、哺乳類に感染するマラリアが枝分かれしたものと考えられている。

　さまざまなヒト・マラリアが、正確にはヒト以外のどの宿主から、いつ出現したのかについて、現在急速に論議が深まっている。ヒト・マラリアのなかで最も危険な熱帯熱マラリア原虫の遺伝子を解析すると、この集団が約1万年前、農業の発展に伴う人口密度の増加に伴って大幅に拡大していったことがわかる。一方、熱帯熱マラリア原虫が、何に由来するかという問題は、さらに難しい。熱帯熱マラリア原虫はチンパンジーのマラリア原虫と近縁な関係にある。古いテキストにはチンパンジーから人間にうつったと書かれているが、最近の二つの研究では相反する新説が唱えられている。第一の研究は、飼育下にあるボノボ（チンパンジーとヒトの類縁）の血液から採取されたマラリア原虫が熱帯熱マラリア原虫とより近縁な関係にあるとするもので、第二の研究は、野生のゴリラの糞試料のなかからより近縁な関係にあるマラリア原虫が発見されたというものだった。この二つの研究結果はいまだに物議をかもしている。ゴリラの研究者は、熱帯熱マラリア原虫近縁の感染症は野生のチンパンジーやボノボではまれであり、したがってボノボの感染症はヒト由来の可能性が高いと指摘している。こうした研究は、熱帯熱マラリア原虫の真の起源についての議論とは別に、マラリアとその宿主、およびその媒介生物の複雑な生態系に向かって開かれた窓がまだいかに小さいかを示している。

ヒト遺伝子は、ヒトとマラリアの関わり合いの歴史にさらなる光をあてる。人間はマラリア原虫の受動的な苗床ではない。私たちの免疫機構は、寄生虫に対抗する新しい方策を絶えず進化させている。ヒトにはさまざまな遺伝的抗マラリア戦略があり、その有効性と副作用の重症度はさまざまだ。これらの戦略のなかで最もよく知られているのは、鎌状赤血球形質だ。これは、ヘテロ接合体の利点の例として生物学の教科書に載っている。鎌状赤血球形質遺伝子と正常なヘモグロビン遺伝子を一つずつもつ個人は、熱帯熱マラリアに対して部分的に抵抗性がある。一方で、鎌状赤血球形質遺伝子のホモ接合は壊滅的な貧血（鎌状赤血球症）を引き起こす。

サラセミアは鎌状赤血球に似た遺伝子突然変異であり、地中海沿岸地域の集団で比較的多く見られる。マラリアの症状を軽減するために赤血球を変形すると、貧血になる。グルコース－６－リン酸脱水素酵素（Ｇ６ＰＤ）欠損症も、地中海沿岸地域によく見られるが、熱帯熱マラリア原虫と三日熱マラリア原虫に抵抗性を示す。鎌状赤血球症と同じくＧ６ＰＤ欠損症も貧血を引き起こすが、貧血はソラマメを食べたり、クロロキンやプリマキンなどの一般的な抗マラリア薬を服用したりしたときにのみ発生する。また、ダフィ陰性表現型あるいはＦｙ（a-b-）型と呼ばれる血液型変異（三日熱マラリア原虫とサルマラリア原虫が赤血球に侵入することを標的とするタンパク質の「ダフィ抗原」が欠如している）も、さまざまな副作用はあるがマラリアに抵抗性を示す。

遺伝子解析によって、突然変異が発生したのはどのくらい前かが推定可能になった。人間の血液型「O型」はマラリアに対する抵抗性をもつが、この血液型自体は非常に古くから存在している。ヒト・マラリアが登場する以前の、何百万年も前から存在していたので、もともとはマラリアからの保護以外の目的で進化したに違いない。おそらくいまは知られていない血液に感染する病原体から、自身を保護するためだったのだろう。ダフィ陰性表現型の変異は、約3万年前に発生した。Ｇ６ＰＤ欠損症は５０００年~1万年前に発生し、「熱帯熱マラリアが農業の発展に伴って爆発的に増加した」という熱帯熱マラリア原虫遺伝子が示した証拠を裏付けている。対照的に、一部の鎌状赤血球変異は進化的に新しく、数百年または数千年しか経っていない。それは、ヒトとマラリアの遺伝子が常に（共）進化していることを思い出させる。

こうした遺伝的防御機構は深刻な副作用を伴う。自然淘汰は、マラリアのリスクが副作用を上回っている地域で発生頻度を高くし、下回っている地域では低くする方向へ働く。

マラリアは広範囲に分布していて、致命的な影響を与えるため、過去数千年にわたって、ヒト遺伝子に対する最も強力な淘汰圧の一つとなっていた可能性がある。特定のマラリア関連遺伝子の地理的分布（サハラ以南アフリカのダフィ抗原陰性と鎌状赤血球、地中海沿岸地域のサラセミアとG6PD欠損症）は、マラリアの歴史的分布の証拠を示す。一方、こうした遺伝的変異の副作用は、人間の健康に影響を与える多数の要因の一つにすぎないため、人類遺伝学と病気について語る物語を複雑化することがある。たとえば、研究者は従来、サハラ以南アフリカにダフィ抗原が存在しないのは、三日熱マラリア原虫がサハラ以南由来であることを示すと考えてきたが、三日熱マラリア原虫遺伝子の研究は、三日熱マラリア原虫を東南アジアのマカクザルのサルマラリア原虫に結びつける。とすれば、ダフィ陰性表現型が生じたのは他のマラリア原虫、または他のマラリア様寄生虫に対する防御のためか、あるいは三日熱マラリア原虫がアジアからアフリカに侵入した後だったことになる。ところが、ごく最近、野生のゴリラの糞試料で見つかったマラリア原虫のDNAは、三日熱マラリア原虫のアフリカ起源説を支持して、状況を混沌とさせている。

マラリアに対する人類の進化した恒常的防御機構（ヒトが感染したことがあるかどうかに関係なく存在する機構）に加えて、人間の獲得免疫もマラリア予防に役立つ。残念ながら、はしかのような急性の単純なウイルス性疾患に対する免疫反応（免疫は急速に獲得でき、基本的に生涯続く）とは異なり、マラリアに対する免疫は獲得に時間がかかる。その原因は、マラリア原虫間の標的分子[*6]の変動の大きさや、マラリアがその外観を切り替える能力にあると推測されているが、なぜ免疫獲得に時間がかかるのか、その理由は完全に理解されてはいない。マラリア高流行地域では、通常、子どもの頃にすでに数回マラリアに感染したあと、耐性を示すようになる。マラリアに対する免疫は一般に衰えやすい。マラリア原虫が人間の免疫系に部分的に干渉することがその原因かもしれない。

もう一つの問題は、マラリアに対する人間の獲得免疫が、抵抗性よりも耐性（臨床免疫とも呼ばれる）を提供することにある。言い換えれば、免疫は血中のマラリア原虫の数を減らす。その主要な効果は、症状の重症度を減らすことにある。耐性には二つの重要な意味がある。(1)耐性を有するマラリア高流行地域の人々はマラリアにかかっても具合が悪くならないため、治療を受ける機会があっても受けようとしない。これによって、マラリアの発生率を下げることが難しくなる。(2)一方で、いったんマラリアの発生率と耐性の割合が低下し始めれば、それに応じてマラリアの発生率を抑えることが容易になる。

人類はその歴史において、マラリアの流行地域を回避するか（選択できる場合）、免疫によって軽症ですむよう変化しながらマラリアと共存するかして、この感染症に対処してきた。マラリアに関する人類の歴史的知識は、マラリアから意識的に身を守るための最初の試みから始まる。人類は、マラリアの原因となる生物を発見するはるか以前に、マラリアに対する適合時関門を遮断する化学的防御方法を発見した。17世紀初頭、イエズス会の司祭たちは、樹皮由来の伝統薬キニーネをヨーロッパに持ち込んだ。司祭たちは、南アメリカの原住民が震えを止めるためにキナノキの樹皮をかんでいるのを知り、それが震えを伴うマラリアの高熱に効くかもしれないと推測したのである。イエズス会は幸運に恵まれていた。キニーネには実際には解熱作用はなかったが、マラリア原虫が血液中に寄生した段階で有毒な化学物質（ヘム）を蓄積させることでマラリアを治療する。

　キニーネはマラリアを治癒することができたが、マラリアにかかっているか否かに関係なく、すべての人にキニーネを配るのは費用がかかりすぎるし、毒性も気になる。できることならば、感染が発生してから適合時関門を閉じるよりも、あらかじめ接触時関門を閉じて感染を遮断し、病気を予防するほうが安価で安全である。この考え方は多くの感染症に当てはまる。一夫一婦制やコンドーム、清潔な注射針、手指消毒剤、特殊な貯水容器の使用などのローテクな解決策は、最高のワクチンや治療法よりも効果的だ（人々に使ってもらえれば、の話だが……）。

＊6　血液やその他の体液もしくは組織中に存在している生体分子のうち、正常または異常な機能あるいは病態や疾患の徴候となるもの

この論法でいけば、マラリアの伝播を予防する方法（たとえば、貯水容器を覆ってボウフラが生息可能な場所をなくすなど）などは、すでに感染している人を治療するよりもうまくいく可能性がある。また、土地の利用法が変化したときにその影響として蚊が減少し、ひいてはマラリア発生の低下が自然に起きることがある。アメリカでは19世紀後半、北部の農業慣行が変化して、蚊が繁殖に利用する貯留水の量が減ったことによりマラリアが減少した。もちろん、土地利用の変化はプラス方向にもマイナス方向にも働く。１９３０年代には、アメリカ南部の農地が耕作放棄された[7]結果、マラリア感染が拡大した。最近、ケニア西部でマラリアが増加しているのは、レンガ造りが盛んな同地で、水は保持しているが蚊を食べる捕食者が少ないレンガ製造用の穴[8]が増え、ボウフラ（蚊の幼虫）に最適な生息地を提供しているからである。

合成殺虫剤ジクロロジフェニルトリクロロエタン（ＤＤＴ）が発見される以前は、公衆衛生担当者が技術者と協力し、水を管理することでボウフラの生息地を減らそうとした。池や沼を排水したり、流水を増やしたり、水位を変えたりして、マラリアを媒介する蚊が住みにくい環境を作ろうとした。ボウフラを殺すために、水中に油やヒ素系の殺虫剤を噴霧した。また、生物学的防除として、保健当局はボウフラを捕食するガンブシア属の魚、特にその食性から「カダヤシ（蚊絶やし）」と呼ばれるメダカに似た魚を導入した。20世紀前半、カダヤシは北アメリカから南アメリカ、中央アジア、イタリア、パレスチナまで、世界中のマラリア流行地域に移植された。こうした対策は、用水の管理や化学薬品の噴霧などのマラリア防御手段と組み合わせて実施された。そのため、そのなかのどれがどの程度奏功したかを正確に知ることは困難であった。

発生源の削減は、先進国や温帯または半乾燥地域など、マラリア感染拡大がゆるやかな地域ではある程度効果が見られたが、マラリアが蔓延している貧しく湿度の高い熱帯地域では現実的ではなかった。ところが、１９３９年にスイスの科学者で技師のパウル・ヘルマン・ミュラーがＤＤＴの殺虫効果を発見し、１９４８年にノーベル生理学・医学賞を受賞すると、マラリア対策に革命が起きた。ＤＤＴは、ボウフラの生息地での蚊の駆除に焦点を当てた環境学的、生態学的な対策から、人間の近くで、成虫の蚊を殺すことで宿主（人間）を保護する対策に移行するきっかけとなった。屋内残留殺虫剤噴霧は、蚊が止まろうとする壁や天井に、長持ちする殺虫剤を噴霧する方法だが、ＤＤＴのように安価で長持ちし、（人間にとって）比較的毒性の少ない殺虫剤が利用できる場合、非常にうまく機能する。

＊７　世界恐慌の後遺症と干ばつによる砂嵐で農地が耕作不能となり、貧困農民層が土地を追われて西海岸へと移住した

＊８　製造業者が穴を掘削して得た土を水と混ぜてレンガに成型し、乾燥させてから焼成する

その土地の気候や壁の材質によっては、年に数回噴霧するだけですむ。一般に、屋内残留殺虫剤噴霧は、家のなかから蚊を締め出そうとするよりも効果的だ。安価であるだけでなく、蚊を逃さず殺すため、家の周りから蚊をなくすことを可能にする。この噴霧は、世界初の、成功を収めたマラリア対策となった。アメリカでは数十年にわたる発生源対策の後、1950年代初頭にようやくマラリアが根絶された。多くのアフリカ諸国でも、屋内残留殺虫剤噴霧（DDTその他の殺虫剤による）でマラリアによる負担が大幅に軽減された。少なくとも最初のうちは……。

　第二次世界大戦後のマラリア対策における第二の大きな進歩は、クロロキン（キニーネの安価で比較的毒性の少ない生化学的変異体）の開発である。[*9] クロロキンは、第一次世界大戦後にドイツの科学者によって最初に合成された。当時、連合国は、世界のキニーネの原料のほとんどを供給していたジャワ島を支配し、[*10] ドイツ領東アフリカ防衛隊からこの貴重な薬を奪っていた。だが、第二次世界大戦中に日本軍がジャワ島を占領すると、立場は逆転する。[*11] その後、アメリカの研究者がクロロキンをマラリアの特効薬に発展させたが、当時、シチリアと東南アジアで戦っていたアメリカ兵たちを救うには遅すぎた。クロロキンの集団投薬は、マラリア患者の治療によって個人の健康を改善し、患者が蚊に病原体を媒介させる機会を減らすことによって、集団でのマラリアの脅威を減らすものだった。クロロキンにはさらに、ほとんどのマラリアの繁殖体を抑制する作用があったため、感染者を救うだけでなく、感染そのものを阻止できる効果もあった。

１９５０年代、ＤＤＴとクロロキンを用いた複合的対策は、他の合成殺虫剤や治療法とともに世界の公衆衛生機関に、「マラリアは制圧できる病気で、さらには根絶することさえ可能だ」という楽観的な見方をもたらした。しかし、マラリア制圧に最も抵抗を示す地域、つまり貧しい熱帯の国々の農村地域でのマラリア対策は、数十年後に予期せぬ問題に直面する。ＤＤＴとクロロキンは比較的安価で毒性がなく、効果もあったが、世界的なマラリア根絶計画を実施するための財政的負担および物流上の困難は、人々が想像していたよりもはるかに大きなものだったのである。

開発途上国の人々を支援するあらゆるキャンペーンと同様、マラリア対策も、物流、管理および文化的な障害にぶつかることになった。現地の自治体は、物資を最も必要とする

＊9　第一次世界大戦はドイツ・オーストリアを中心とした同盟国とイギリス・ロシア・フランスを中心とした連合国の対立を背景に起きた

＊10　ドイツ領東アフリカは１８８０年代から第一次世界大戦にかけて存在したドイツ帝国の植民地。現在のブルンジ、ルワンダ、タンザニアの3地域にあたる

＊11　第二次世界大戦は日本、ドイツ、イタリアの枢軸国とイギリス・フランス・中国・ソ連・アメリカなど連合国との間で起きた

場所に送ることができるだろうか。他の用途のために物資を横取りする者はいないだろうか。物資を現地まで運ぶための道路はあるのか。現地に到着したら、人々に物資の適切な使い方を指導できるか。ＤＤＴには独特のにおいがあり、壁に噴霧するとしみになる。そのために使いたがらない住民もいた。外国の介入に憤慨する者もいるだろう。対立が生じて計画が中断され、ふりだしに戻ることもある。資金提供機関が数年後にマラリア対策よりも他の計画——食事や清潔な水の提供や、エボラ出血熱など他の病気の予防など——のほうが重要だと判断するかもしれない。

１９５５年に開始され、１９６３年までのマラリア根絶を目標とした世界保健機関（ＷＨＯ）の「世界マラリア根絶計画」はこうした問題すべてに直面した結果、最終的には１９６９年に断念された。だが、それまでにマラリアの死亡率は１９００年を基準とすると10分の１以下にまで低下した。もう一つの予期せぬ問題は、レイチェル・カーソンの『沈黙の春』（１９６２年）で公表された北米でのＤＤＴの使用と鳥たちの死との関連性である。カーソンの警告は、アメリカに続いてカナダでの農薬としてのＤＤＴの使用禁止につながった。

第二に、すべての感染症対策と同様、私たちが戦っている敵は生物であり、彼らは人間の制御戦略に対する対策を進化させる。耐性は、マラリア媒介生物（ＤＤＴおよびその他の合成殺虫剤に対する耐性）と病原体自体（クロロキンおよびその他の合成抗マラリア薬に対する耐性）の両方で発生する。化学療法の基本原則は、標的とする生物を毒殺することである。宿主（化学療法剤の場合）や環境内の他の種（媒介生物制御剤の場合）に対する毒性が強すぎず、一方で、標的生物の生理学的または生化学的側面を破壊する化学物質を導入することにある。すると標的生物は、⑴化学物質の効果を中和する方法で生態を変化させるか、⑵化学物質を解毒するか細胞から除去する方法を開発する、という非常に強い選択圧下に置かれる。

　マラリア原虫は、化学物質を細胞から排出する突然変異を受け継ぐことにより、クロロキンに対する耐性を獲得した。この突然変異が最初に発生したのがいつかは正確にはわからないが、変異は急速に広がった。熱帯熱マラリア原虫のクロロキン耐性は、1950年代後半に南アメリカと東南アジアで最初に報告され、1970年代にはアフリカで、2000年代半ばまでには世界中に広がった。幸いなことに、中国の研究者が伝統的な漢方薬をスクリーニング[*12]した結果、アルテミシニンと呼ばれる抗マラリア薬を発見していた。アルテミシニンは現在も、マラリア治療の第一選択薬である。しかし、このアルテミシニンに対しても、これまで東南アジアの一部地域に限られていたアルテミシニン耐性を

＊12　さまざまな状況や条件のなかから必要なものを選出する、ふるい分け作業

示す原虫の進化がすでに見られる。ＷＨＯはこの耐性が広がるのを防ぐために、常に他の抗マラリア薬を併用する試みに積極的に取り組んでいる。三つの薬剤を併用する、エイズの多剤併用治療に対する耐性がめったに見られないのと同じ論理である。

ＤＤＴ耐性の蚊は、遺伝子組み換えを行って神経細胞（ＤＤＴの標的）の生化学を変化させるか、体内でＤＤＴを解毒できる。ＤＤＴ耐性は、１９５０年代半ばには報告され始めていた。現在ではかなり広まっているが、耐性の程度は国によって、また蚊の種によって大きく異なる。一部の研究者は、ＤＤＴ耐性は主に農業現場での過剰使用（蚊以外の昆虫に対して使用されるが、蚊も曝露することになる）に起因するものであって、ＤＤＴの使用を疾病制圧計画のみに限定していれば、現在よりはるかに有効だったはずだと主張している。原則として、ある地域でＤＤＴの使用をやめた場合、蚊の個体もＤＤＴ耐性を失う可能性がある。だが、ハエの実験では、ＤＤＴ耐性に適応コストがあったとしてもきわめてわずかであり、ゆえにＤＤＴ耐性が長期間続く可能性を示す。マラリア制圧計画では現在、費用や蚊に対する有効性、人間や他の昆虫、野生生物への毒性が異なる複数の合成殺虫剤を切り替えながら、薬剤耐性を予防しようとしている。

この数十年の間に、マラリアの根絶と制圧に向けた国際的な取り組みが再び活発になってきている。計画立案者たちは、以前の失敗からいくつもの教訓を学んだ。特に、政治的背景や文化的背景、地域に合った戦略の使い分け、マラリア対策をより全般的な保健制度改善の一部とみなすことの重要性を認識している。また、マラリア根絶に関する楽観的な見方の見直しもした。新しい国際プログラムは、「世界マラリア行動計画（「根絶計画」ではなく）」と名付けられ、特定の国の地域的根絶のみを目的としている。「世界マラリア行動計画」では、一部の国でマラリアが根絶されればマラリア対策への支出は減少する。根絶された地域ではそれを確認するための費用がかかるだけになると述べている。確認に必要な支出は、制御と根絶に必要とされる年間80～１００億米ドル（約８３００億～１兆４００億円）のうち25億米ドル（約２６００億円）を占める。こうした取り組みは、数十年にわたって維持される必要がある。

マラリアを制圧するための現在の取り組みのなかには、１９６０年代には利用できなかった新しい方法もある。「蚊帳《かや》」だ。哺乳類にとって安全な殺虫剤、ピレスロイド（魚には有害だが）で処理した薬剤浸漬《しんし》蚊帳（ＩＴＮ）である。ピレスロイドを使用した薬剤浸漬蚊帳が最初に導入されたのは、１９８０年代のことだ。当初は6カ月だった有効性を5年にまで延ばした長[*13]持ちするタイプの蚊帳は、２０００年代初頭から使用された。薬剤浸漬蚊

＊13　日本の住友化学の製品で、殺虫剤を練り込んだ糸を使うことで長期にわたる効果を確保し、現地に技術移転して生産することにより利益還元をも可能にした

帳のアイデア自体は、屋内残留殺虫剤噴霧とそれほど違わない。どちらも屋内に侵入してヒトを刺す蚊を殺すが、薬剤浸漬蚊帳はそれ自体が物理的および化学的障壁となることによって、屋内残留殺虫剤噴霧に適さない多孔質の家でも機能するという利点が追加されている。一方、そこには物流上、文化上の問題も存在する。たとえば、この蚊帳を配布された現地の人々のなかには、マラリア対策ではなく、魚を捕ったり干したりするために使う者がいることも知られている。だが、１００パーセント有効なマラリア制御戦略が存在しないことを考えると、薬剤浸漬蚊帳はマラリア対策に不可欠な追加的機能を提供していることも確かである。

　蚊帳の教訓は、長持ちする手段は優れているということを示している。短命の手段よりも費用対効果が高く、配布に必要な労力が少なくてすむ。蚊帳は人々がその下で寝ているときにしか効果を発揮しないが、半年ごとに繰り返す必要がある屋内残留殺虫剤噴霧よりも、5年ごとに交換すればよい蚊帳のほうがよい。マラリアワクチン（たとえ現段階では不完全で、効果が短期間でも）も、蚊帳と同じように適合時関門として機能する。マラリアにかかってからアルテミシニンで治療するのではなく、かかっていなくても数年ごとに予防接種を受ける。マラリアワクチンは２０１５年1月現在、まだ使用できない。だが、臨床試験段階で子どもの25～50パーセントを感染から守る有望なワクチンが、今後数年以内に実用化される見通しだ。一部地域では、蚊帳よりも費用対効果が高いと考える研究者もいる。

私たちはまだ、マラリア原虫に関して十分な知識をもっているとはいえない。さまざまなマラリア原虫の古代史について、それがいつ、どこから、人間の集団に入ってきたのかを知ることで、新しいヒト・マラリア原虫を生み出す人獣共通感染症に対する理解を深めることができる。また、ヒト以外の霊長類がかかるマラリアの現在の分布と生態を知っておけば、将来の人獣共通感染症の可能性を推測するのに役立つだろう。野生の霊長類の個体群の検査を増やしたり、マラリアと霊長類の遺伝子のより高速で安価な解析を行ったりすることも状況を解決する助けになるだろう。だが、マラリアの生態や進化の歴史をどれほど理解できるかは誰にもわからない。

マラリアの制圧は今後どうなっていくのか。楽観できる余地はある。開発途上国で大きな経済的、政治的な出来事が起こらなければ、あるいはマラリアから目をそらさせるような病原体が出現あるいは再出現しなければ、多くの国や財団が現在マラリアに対して費やしている努力や負担を今後数十年かけて徐々に減らしていくことができるかもしれない。根絶は多くの分野で可能かもしれないが、マラリアの根絶については専門家たちも楽観視することに慎重な構えだ。

蚊とマラリアの進化とあわせて、気候変動や（より重要な）土地利用と経済状況の変化によっても、標的は絶えず変わっていく。マラリア問題を一気に解決できる特効薬は存在しない。政府や関係機関は、それぞれの地域の状況に合わせて利用可能な方法（資源管理、屋内残留殺虫剤噴霧、蚊帳、治療、そしていつかはワクチン）を組み合わせて戦略を展開する必要がある。

# 7

## カエルツボカビ

本書で最後の事例研究となるカエルツボカビは、これまで紹介してきた事例とは多くの点で異なる。この真菌は、本書で扱う最初のそして唯一の非ヒト病原体である。その遺伝子はウイルスや細菌の何倍も大きく、マラリア原虫と同じくらいだ。何百種もの異なる両生類に感染する万能型の病原体で、これまでいくつもの種を絶滅に追いやってきた。

さらに重要なのは、カエルツボカビが新興病原体だという点である。新興病原体の定義は幅広いが、本質的には私たちが「何らかの理由で新たに懸念する病原体」を意味する。その病原体は、突然変異によって出現した新型である可能性がある。一般に、人獣共通病原体は、既存の病原体が新たな動物種にうつったときに出現するが、従来の宿主で既存の病原体であっても新たな地理的地域で検出されたときには、新興病原体として分類することがある。あるいは、既存の病原体の病原性または感染力が増加したとき（突然変異や、宿主または環境の変化による）、さらには、遺伝的または環境的変化のために、宿主の耐性や抵抗力が低下したときにも新興病原体とされる。

ヒトがかかる新興病原体の場合、最有力の容疑者は人獣共通感染症（エイズなど）だが、病原体の突然変異が重なる例（パンデミック・インフルエンザなど）もある。また、デング熱を媒介する蚊が北アメリカに蔓延したときや、森林地域の宅地化が進んでライム病を媒介するダニとの接触が増加したなど、環境変化によって既存の感染症の環境障壁が失われた場合にも、ヒト病原体が出現する可能性がある。

ヒト以外の新興感染症も、いくつかの理由で懸念されている。経済的な価値がからむ場合だ。こうした新興感染症は私たちの財布や命さえ脅かす。貴重な農作物を脅かす病害もこれにあたる。19世紀にアイルランドで起きたジャガイモ飢《き》饉《きん》は、南米で発生したジャガイモ疫病菌（真菌病原体）が北米を経由してヨーロッパに運ばれたことが原因だった。大量の餓死と病死を引き起こし、アイルランドの歴史を根本から変えた[*1]。

病気はまた、経済的に重要な野生個体群にも影響を与えることがある。近年のミツバチの減少は、原因はまだ議論の最中だが、一部は病原体の拡散によるものであり、ハチが受粉するカリフォルニアのアーモンド生産に大きな損害を与えている。野生のヘラジカがかかる慢性消耗性疾患が拡散すれば、食用のヘラジカを飼育するカナダの農家は数百万ドルの損害を被る。また、たとえ経済的価値がない場合でも、ヒト以外の動物を保護することは単純に正しい行動である。その保護には気を配るべきだ。

両生類に感染するカエルツボカビは間違いなく後者の部類に入る。食用ガエルの脚の取

＊1　ジャガイモ飢饉によって、北アメリカへの移住者が急増して、アイルランドの人口は最終的に最盛期の半分にまで落ち込み、政治、経済、社会、文化的にも大打撃を受けた

引や害虫駆除など一部のカエルには経済的価値があるが、カエルツボカビの影響を受ける種の大半は経済的にそれほど重要ではない。それでも、カエルツボカビがどこから来たのかを理解し、野生の両生類をその影響から保護する方法を見つけることは大切だ。カエルツボカビの起源を突きとめるための努力は、ヒト以外の動物が将来罹患するかもしれない新興感染症を理解し、それを予防するために役立つはずだ。

## 生理と自然史

カエルツボカビは、多種多様だが自然界では目立たない真菌であるツボカビ門の「黒い羊（厄介者）」である。ツボカビのなかには他の真菌や植物を攻撃するものもいるが、大多数は水生環境で腐敗性有機物（動植物の死体）に住みついて分解する無害なカビの仲間である。カエルツボカビは、脊椎動物を攻撃するわずか二種のツボカビのうちの一つであり、もう一つは、２０１３年に発見されたサンショウウオを宿主とする病原体である[*2]（ツボカビの研究者たちは、人々が「ツボカビ菌」というとカエルツボカビのみを連想するのは誤りであり、他の多くのツボカビを不当におとしめていると訴えている）。カエルツボカビは、両生類の皮膚上および皮膚内、特に皮膚の上皮細胞にある硬質なタンパク質（ケラチン上）で生息している。その生活環は、遊走子嚢《ゆうそうしのう》（宿主の皮膚層内で成長する壺状の細胞）と呼ばれる構造と、遊走子嚢から水中に泳ぎだした遊走子が、やがて同じ宿主の皮膚または別の宿主に付着することで感染を広げる。

　カエルツボカビが宿主外の環境でどのくらいの期間、どのようにして生き延びるのかについては、ほとんどわかっていない。これは、カエルツボカビが両生類の個体群から別の個体群にどのように拡散するのかを理解するうえで重要な意味をもつ問いかけである。個体群がカエルツボカビによって局地的に絶滅してから数年後に、再び個体群を回復して集落をつくることは可能なのか。健康なカエルの集団をカエルツボカビから保護するための隔離計画はどのように立てればよいのか。カエルツボカビ近縁の多くが自由生活型の真菌であることを考えると、カエルツボカビが環境内で生き延び、成長する能力を保持していても不思議ではない。カエルツボカビは純水のなかで数週間から数カ月間生存し、両生類の皮膚、鳥類の羽毛、昆虫類やエビ、ザリガニなどの甲殻類の外骨格などに見られるケラチンを利用して繁殖することもわかっている。ただし、現時点では、宿主がいない状態でカエルツボカビが何年生存できるのか、あるいは長距離を移動できるのかはわかっていない。

＊2　イモリツボカビと呼ばれ、カエルツボカビと近縁の菌

オタマジャクシもカエルツボカビに感染することがあるが、オタマジャクシはケラチンが口の周りにしか存在しないためカエルツボカビ感染に耐性であり、感染しても死ぬことはない。こうした、病原体が同じ種の中で耐性のある段階で生存する種内保有宿主という形態は、他種の両生類の病原体についても知られている。多くの種のオタマジャクシはカエルツボカビに感染しても成長が遅くなるだけで死なないが、カエルツボカビで死ぬオタマジャクシの種も存在する。カエルツボカビ感染における最も重要な保菌者兼媒介者は、おそらく耐性のある宿主個体である。この個体群は真菌を宿しつつも、自身を傷つけることなく、それを新しい（または回復途中の）集団にうつすことができる。ほとんどの両生類には耐性をもつ宿主が共存している。研究者は、種によって宿主がカエルツボカビに対する耐性をもったりもたなかったりする理由を解明しようとしている。感染しても発症しない潜在的な宿主として最も有力なのは、数種のザリガニ、ウシガエル、アフリカツメガエルである。これらの種はすべて世界各地に広範囲に生息し、人間の助けがあろうとなかろうと新しい地理的地域に侵入でき、少なくともいくつかのカエルツボカビ株に耐性を示す。

　カエルツボカビについて解明されていない多くの疑問の一つに「カエルツボカビはどのようにして宿主を死に至らしめるか」というものがある。研究者たちは、この真菌による毒素産生など、さまざまな推論を立ててきた。しかし最新の研究は、感染した成体のカエルの皮膚にカエルツボカビが蓄積し、それが肥厚して硬化することによって体内の適切な塩分濃度を維持できなくなり、心停止に至ることを明らかにした。

両生類は種によって、カエルツボカビに対する感受性が異なる。空間や時間、種間、集団間で感受性にばらつきが大きいのが、この新興感染症の特徴だ。このばらつきの一因は、宿主の防御力の差が原因かもしれない。アフリカツメガエルの免疫系は、カエルツボカビを認識する抗体を産生するが、この抗体がアフリカツメガエルを真菌から保護する証拠は今のところない。多くの種類のカエルやヒキガエルが皮膚に分泌する抗菌タンパク質の保護効果のほうが強力だからである。その皮膚分泌物が試験管内のカエルツボカビの活動を抑制する種もいて、それらは感染に耐える傾向を示す。

カエルツボカビは17〜23度の間で最も速く成長するが、30度以上では死滅する。両生類には、カエルツボカビに応じた行動をとることによって、「熱」を生じる能力をもつ種もいる。カエルは変温動物であるため、震えるなどして自身で体温を上げることはできないが、暖かく日当たりのよい場所で過ごす時間を増やすことで体温を上げることができる。これが、カエルツボカビ症からの回復に役立つようだ。感染したカエルを実験室内の暖かい環境に1日未満置くだけで治癒するものもいる。すべての種がこの方法で治癒するわけではないが、カエルツボカビの活動を直接阻止するのではなく、高温に置いてカエルが抗菌タンパク質を生成する能力を向上させることで助かる可能性があることもわかっている。カエルの種によって治癒にばらつきがあることは、異なる研究室で、異なる研究者たちが、異なる実験手順によって検証している。

## 発見

オーストラリア東部と中央アメリカのカエルが原因不明の死に方を始めた１９９０年代後半、生態学者がカエルツボカビを発見した。ほぼ同時期に、アメリカのワシントンＤＣ国立動物園のヤドクガエルも死に始めた。動物園の獣医学研究者は、それまで知られていなかったこの真菌に詳しい世界の数人の研究者と連絡を取った。そのやりとりのなかで、種の説明とヤドクガエルのラテン語名に基づいた名前が浮かんだ。属名は「カエルとヒキガエルに感染するツボカビ」を意味する。

カエルツボカビの発見がもたらした興味深いエピソードの一つに、ツボカビ菌の専門家であるジョイス・ロングコアの経験がある。20年間家庭を守り、子育てを終えたロングコアは大学院に戻り、１９９１年に真菌学の博士号を取得した。カエルツボカビが発見される直前の１９９７年まで、ロングコアは無名の菌類の一門を研究する、静かな生活を送るはずだった。だが、カエルツボカビの重要性が突如浮上したとき、ツボカビ門の生態に詳しい頼りになる人物として、ロングコアの生活は一変した。１９９８年以降、共同執筆した64の論文は引用数３７００を超え、ロングコアは科学界のスターとなった。ロングコアの例は、適切な知識を適切なタイミングでもつことに価値があること、さらには一見不可解な生物学的知識が新しい生態学的状況を理解するために突然不可欠になる可能性があることを示している。

　カエルツボカビがそれまで知られていなかった病原体であることが明らかになると、生物学者たちはその起源を探り始めた。カエルツボカビは自身が破壊しようとしているカエルの集団に近年到達したのか。それとも、突然、害を及ぼし始めるまで何千年もの間、その集団で休眠していたのか。この二つの問いかけから始まった病原体新規説と病原体風土病説の間の論争はその後も他の野生動物の新興感染症の多くに適用され、激しい議論を巻き起こしている。発見から20年間に、カエルツボカビと両生類の関わり合いについて膨大な情報が集まったが、論争は依然として続いている。新たな研究が病原体新規説を唱えると、すぐに別の研究が続いて病原体風土病説を立証するという具合だ。

　病原体新規説は、カエルツボカビが新種の真菌であると言っているわけではない。

1990年代よりもずっと前から存在していたことはわかっている。正確にいえば、カエルツボカビ、または少なくともカエルツボカビの病原株は、感染した集団が現在見られる特定の地理的領域にとって新しいものであると言っているのである。病原体新規説が真実なら、カエルツボカビは、疾患に関連する死亡が最初に観察された頃に新しい地域に移動したに違いない。病原体新規説の下では、カエルツボカビ関連の大量死があった地域となかった地域がパッチワーク状に存在するのではなく、カエルツボカビが到達した地域とまだ到達していない地域の間に明確な空間的分離が見られると予想される。また、感染が急速に広がり、長期間持続する地域では遺伝的多様性が高く、最近になって病気が発生した地域では遺伝的多様性が低いという兆候も見られなくてはならない。

対照的に、病原体風土病説は、近年病気を発生させたものでさえ、その両生類集団に長い間存在していた同じカエルツボカビの仕業だと考える。植物疫学の考え方である感染症の三角形では、病気が発生するには以下の三つの要因が必要だ。(1)適切な宿主、(2)病原体、(3)病原体がある宿主から別の宿主へ伝播し、病気を起こすために障害を突破すること。すなわち、接触時関門と適合時関門を克服できる環境である。病原体風土病説は、「感染症の三角形」の最初の二つの辺は、何百年または何千年もの間存在していたが、近年の環境変化によって、接触時関門と適合時関門が開かれたか、感染に対する抵抗性が変化したというものである。カエルツボカビは（私たちが知るかぎり）長期間生存するために両生類の宿主に感染するのだから、開いたのは接触（感染）時関門であり、適合時（抵抗）関門ではない。病原体風土病説の支持者は、環境の変化によって宿主のカエルツボカビに対する抵抗性が低下したか、それと同じくらいカエルツボカビの病原性が高まったと考えている。病原体風土病説を検証するには、病原体新規説の予測が誤りであると証明するだけでは足りない（カエルツボカビの空間分布とその遺伝的変異の分布の両方が予測不可能である必要がある）。宿主に抵抗性があるかどうか、カエルツボカビが特定の集団で病原性があるかどうか、を予測する環境要因が特定できる必要がある。病原体風土病説が正しいとすれば、それらの要因が最近発生地域で変化したという証拠を見つけることができるはずである。

　二つの説を検討する前に、カエルツボカビの出現はあらゆる生物学的現象と同様に複雑であり、病原体新規説と病原体風土病説は互いに排他的ではないことを覚えておいてほしい。カエルツボカビが近年新しい地域に移動したこと（病原体新規説）と、カエルツボカビの病原性が高まったか宿主が抵抗性を失ったこと（病原体風土病説）の両方が真実である可能性もないわけではない。

　歴史的証拠と遺伝的証拠を見ていこう。これは、カエルツボカビが世界各地のさまざまな場所にいつ到達したのかを判断するのに役立つ。他の野生動物感染症の場合と同様、カエルツボカビも、生物学者が両生類の集団でその存在に気づくはるか以前から存在していたはずである。しかし、マラリアやインフルエンザといったヒトの感染症とは異なり、カエルツボカビが過去にどこで発生したかを知る歴史的な記録はない。たとえカエルやヒキガエルの大量死を招いた疫病が古代に発生していたとしても、人間はおそらくそれに気づかなかっただろう。実際、１９７０年代にアメリカ・コロラド州の山からキタヒキガエルが姿を消したり、１９８０年代後半に中央アメリカでフキヤガマが減少したりするなど、人々が両生類の大量死に気づいたとしても――いまからさかのぼって考えるとカエルツボカビによるものだったと考えられるが――当時は、気候変動や環境ストレスによる細菌の発生など、他の原因によるものだと考えられていた。

　ＤＮＡを特定する優れた方法が出現し、エジプトのミイラから採取した組織からマラリアの痕跡が見つかるという考古学的発見があった。同じ方法で、研究者たちが自然史博物館のカエルの標本から採取した皮膚からカエルツボカビのＤＮＡを検出できれば、時間をさかのぼることも可能だ。彼らはコロラド州と中央アメリカで、カエル減少の発生前後に採集された個体の皮膚からカエルツボカビを首尾よく見つけた。それは、カエルツボカビによる大量死の信憑性を高めた。しかし、この結果は後知恵であって、病原体新規説と病原体風土病説のいずれも強く支持するものではない。研究者たちは大量死発生直前に、この二つの地域にカエルツボカビが存在しなかったことを示すことができなかった。

研究者たちは、１９３８年に南アフリカで採集されたアフリカツメガエルの皮膚からカエルツボカビのＤＮＡを発見し、色めき立った。この広域に生息し、病気に対する抵抗性をもつカエルに初期のカエルツボカビを検出したことによって、彼らは「アフリカ発祥説」を提唱した。それは、のちに世界的なパンデミックを引き起こすカエルツボカビは１９３８年よりも前にアフリカで進化し、１９３０年代にアフリカツメガエルの産卵を利用したヒトの[*3]妊娠検査方法の開発後、南アフリカから年間数千匹のアフリカツメガエルが輸出されたことによって世界に広がったという説である。この説によれば、真菌は１９４０年代から１９５０年代にかけての20年間（他の妊娠検査がアフリカツメガエルの産卵検査に取って代わる前）に世界各地に広がり、その後はおそらく病気を発症しない他の宿主を介して次第に新たな生息地に移っていったということになる。

だが、この説の論拠は弱い。誰かが、保存されているさらに古い両生類の皮膚からカエルツボカビを発見して新記録を樹立するたびに話は変わってくる。２０１３年と２０１４

＊3　妊娠した女性の尿をアフリカツメガエルのメスに注射すると、尿中のホルモンに反応して産卵することから、妊娠検査薬代わりに用いられた

年の二つの発見は、論拠を劇的に変えた。２０１３年には、カリフォルニアで１９２８年に採集されたウシガエルの皮膚からカエルツボカビが検出された。ウシガエルは以前、両生類全体にカエルツボカビを拡散させたのではないかと疑われていたことがある。この発見は、アフリカ発祥説を完全に排除するものではなかったが、議論はかなり複雑になった。カリフォルニアで発見されたカエルツボカビは、妊娠検査目的でアフリカツメガエルがアフリカから輸出される以前のものだった。カエルツボカビが別の経路で10年以上前にアフリカから渡ってきたものなのか、また、カリフォルニアのカエルツボカビはアフリカのものとは異なる（非病原性の）ものなのかを検証する必要がある。翌２０１４年には、さらに驚くべき発見があった。ブラジル大西洋岸の森林で採集された、１８９４年までさかのぼる膨大なカエルの標本の４分の1からカエルツボカビが検出されたのである。

　これらの記録にさらに反論しようと、研究者たちは世界各地でカエルツボカビがより古い時代に存在していた証拠を見つけようとしたが、時間をさかのぼろうとすればするほど調査の対象となる博物標本が少なくなるため、新しい発見は困難になる。代わりの証拠として遺伝子に目を向けると、この真菌の他の面と同様、非常に複雑なことがわかる。カエルツボカビには多くの系統があるが、（私たち人間から見て）最も重要なのは、いわゆるグローバル・パンデミック系統である。そのなかには、減少しつつある両生類の個体群から採取されたすべてのサンプルとその他の種が含まれる。カエルツボカビに関して初めて系統学的な研究が行われた際、グローバル・パンデミック系統はまさに急速に感染拡大する病原体の特徴を備えているように見えた。すなわち、遺伝的多様性の低さと認識可能な地理的パターンの欠如である。これは、病原体が特定の地域に特徴的な新しい遺伝子型を進化させるよりもはるかに速く、新しい両生類集団に集落を形成したという仮説によって説明できた。だが、近年の研究が再び状況を複雑にしている。グローバル・パンデミック系統は依然として地理的パターンが混沌としている一方、あらゆる地域の代表的なカエルツボカビ株を含んでいる。拡張が進むデータベースを徹底的に遺伝子探索することにより、グローバル・パンデミック系統にもかなりの変異が含まれていることが研究者によって指摘されている。最新の研究では、グローバル・パンデミック系統の祖先はわずか数十年前に発生したと推定されていたものが（アフリカツメガエルがアフリカから輸出された時期に最初に発生した新興病原体に合わせたもの）、少なくとも1万年前にまで延長されている。さらに、ブラジルのカエルの研究からは、グローバル・パンデミック系統の起源がどこであろうと、その系統から発生したカエルツボカビの系統が南アメリカに物理的に存在していた1世紀間、両生類の集団で個体数の減少や大量死が起きていないという歴史的な証拠も示されている。

博物館に保存されているカエルの皮膚をさらに分析し、徹底的な遺伝子探索を行えば、現在グローバル・パンデミック系統と呼ばれている系統の歴史が明らかになることが期待できる。詳細な研究を行うことによって、最終的にはグローバル・パンデミック系統株を、何千年もの間世界中に存在していた低病原性の集団と、おそらく既存株の交雑から生じる新しい高病原性の集団に分類することに成功するかもしれない。高病原性の新しい集団は、ある地理的地域から別の地域に数十年かけて広がり、１９７０年代のコロラド、１９８０年代の中央アメリカ、２０００年代のオーストラリア東部と中央アメリカでさかのぼって特定されたカエルツボカビによる両生類減少の一因となったのかもしれない。

一方、病原体新規説を裏づける説得力のある、しかし複雑ではない状況証拠がないことは、研究者を病原体風土病説支持に戻す可能性がある。中央アメリカとオーストラリアでカエルの減少が見つかり、特にカエルツボカビの影響が集団ごとに大きく異なることが明らかになった初期の頃、研究者たちはカエルツボカビが突然病原性を獲得した理由を説明する環境変化を見つけようと躍起になった。カエルツボカビによって引き起こされたカエル大量死の不可解な面の一つは、自然保護区などの高地にある、手つかずの自然が残る地域で頻繁に発生しているように見えることだった。これは、人間による環境の変化が原因という説明と一致しない。研究者たちが当初、大量死の原因として考えたのは、農薬汚染

（農業地域から風に乗って長距離を飛んできた）と紫外線（標高の高さによる影響）という二つの環境要因だった。二つの要因が両生類にストレスを与えたり、免疫反応を抑制したりすることで、カエルツボカビと相互作用して大量死を引き起こしたと考えたのである。個体数減少との関連性や、紫外線と農薬の影響が真菌の病原性を高める可能性を示すいくつかの実験結果は得られたたが、二つの環境要因だけでは、カエルツボカビがいつ、どんな場所にいる両生類集団を襲うのかを予測することはできない。

カエルツボカビにとって温度が強い信号となっていることは、実験室のカエル個体群と自然界の集団に対する有害性に一貫した関連があることからもわかる。すでに述べたように、研究ではカエルツボカビは、17～23度という狭い温度帯で最も活動することがわかっている。気温は標高が高くなるにつれて低くなるため、標高の高いところで大量死が発生する理由も説明できる。ただし、これは高地の隣人が感染症で死滅しつつある間、低地の集団が存続する理由は説明するが、時間的な理由を説明するものではない。高地の両生類集団が破壊され始めたのは過去数十年で、それ以前でないのはなぜなのか。（よくいわれることだが）カエルツボカビは何世紀にもわたって存在してきたのではないのか。何が変化したのか。

最も明白な理由として考えられるのは、環境保護論者たちも常に意識する、人間が原因の気候変動である。おそらく、高緯度にある高地の生態系に深刻な影響を与える気候変動が近年、臨界点を超えた結果、カエルツボカビの成長率（遊走子の発芽率など）が上昇したり、両生類個体群の適合時間門が開いたりしてカエルツボカビが拡散し、集団に害を及ぼすようになったものかもしれない。

気候変動説は、カエルツボカビの研究者らの間ではずっと論争の的になっている。２００６年に注目を集めた研究では、中央アメリカの高地で1日の気温変化が縮小したために、カエルツボカビがより適した温度帯にとどまれるようになり、発生が促されたことが示唆された。ところが別の研究者は、この研究は気温変動の時間差、カエルツボカビの発生、個体群の消滅などの重要な詳細について間違いを犯していると主張した。さらに、大量死の時間的、空間的発生は、中央アメリカ全体で、年間数百キロメートルの速さで広がっており、地域の気候の変化よりも新しい病原体の蔓延に特徴があるように思われる。気候と大量死に関する同じデータを使用したその後の分析および追加の気候測定は、拡散の分布様式を考慮しても、平均気温の上昇よりも気温変動の差が実際に大量死に関連していることを示すものとなった。両生類の大量死は、人間による長期的な気候変動の影響ではなく、エルニーニョ現象と呼ばれる10年規模の世界的な気温変動の局所的な影響によって引き起こされた可能性がある。カエルツボカビによる大量死に関する世界的な研究では、年間降水量と大量死が相関関係にあることが示唆されたが、別の研究では強い影響を見つけることができなかった。気温の変化はカエルツボカビの発生とその影響に大きく寄与している可能性はあるが、病原体風土病説の支持者が求めているような証拠は提示されていない。

カエルツボカビの話が複雑になるにつれて、生物学者の多くは、病原体新規説も病原体風土病説もすべてを物語っているわけではないことを認めるようになった。カエルツボカビがいつ、どこで、なぜ発生するのかについて、私たちは理解に近づいているのだろうか。それは両生類の個体群に悲惨な結果をもたらすのだろうか。そのとおりだ。科学は堂々巡りをしているように見えても（研究者たちは、カエルツボカビが最初に発見されたときに組み立てた複数の説にいまだに焦点を合わせている）、綿密な調査により、徐々に狭まっていく「らせん」のように真実に近づいていると励まされることもある。同じ議論に戻っても、より高いレベルで高度な知識と新しい種類の証拠が用いられる。現在と過去の標本からカエルツボカビの遺伝子を解析することで、空間と時間におけるカエルツボカビの分布をより深く理解でき、いくつかの新しい手法により、より多くの洞察が約束される。宿主としての両生類の遺伝子は、過去の集団における病気への抵抗性についての証拠をもたらす。皮膚の抗菌タンパク質の遺伝子を調べれば、過去にどの種がカエルツボカビから身を守っていたかがわかる。病原体風土病説に立てば、樹木や土壌の同位体組成（温度と乾燥のパターンが明らかになる）などの過去の気候を表す数値によって、宿主―病原体―環境の「感染症の三角形」が、古代環境でどのように機能したかをより詳細に把握できる。

研究者たちの知的満足を超えて、こうした情報のいずれかがカエルツボカビの発生を予防したり、両生類集団への影響を軽減したりするのに役立つだろうか。「病原体新規説」対「病原体風土病説」の議論は、カエルツボカビの制御戦略にも影響を与える。病原体新規説が正しい場合、環境は重要な点では変化しておらず、新しいのは病原体の存在となる。保全活動家は、カエルツボカビが両生類の集団全体に拡散するのを防ぐことに焦点をあてる必要がある。病原体風土病説が正しい場合、つまり病原体はずっと存在していたが環境は悪化しているので、両生類がカエルツボカビへの感染に抵抗性をもてるように、環境の改善を考える必要がある。

二項対立で物事を捉えるのは、あまり実用的ではないこともある。もし病原体の存在や環境の変化といった、引き金となる変化を食い止めるような介入ができれば、両生類を保護することができるかもしれない。ただし、カエルツボカビが広がってしまった後は、その環境からカエルツボカビを除去しようとするのは現実的ではないし、エルニーニョ現象の発生や人間が原因の気候変動を止めることはできない（少なくとも両生類にとって役に立つ時間軸においては）。保全活動は、カエルツボカビ症が発生する根本原因を改善する活動や倫理的な活動（絶滅危惧種の一部を処分して、残りの種を救うことに問題はないか）、あるいは物流的に実行可能な活動などに基づくべきである。

カエルツボカビについて詳しく知らなくても、両生類の個体を野生の状態から病原体のいない人工生息地に輸送することで、接触時関門を閉じることはできる。「両生類のノアの箱舟」*4は動物種を飼育下で繁殖させることによって、自然界で何が起ころうとその種を保護することを目的とした計画である。もしカエルツボカビを予防する方法が見つかったら、（願わくば）その種を自然界に戻す。生物学者たちはすでに絶滅危惧種を飼育することに成功している。しかし、それらをいつ、どのようにして自然界に復帰させられるかについてはわかっていない。飼育は時間稼ぎにすぎない。最終的にはその動物のカエルツボカビ抵抗性変異体を繁殖させるか、自然界でカエルツボカビを予防する方法を見つける必要がある。計画には、倫理的な問題も発生する。絶滅危惧種の個体を野生状態から飼育下に移すことによって、その種に害を及ぼす可能性はないのだろうか。個体群が飼育下にある

＊4　カエルやサンショウウオなどの両生類を絶滅の危機から救うために、日本を含む世界約35カ国の動物園や水族館が共同で取り組むプロジェクトで、2007年に発足

ことによって、私たちが問題に対処しようとする緊急性が低下するのではないか。飼育下にある余分な動物を売りに出すことによって、保全活動の資金を調達してもよいのだろうか。

両生類を救う最も直接的な方法の二つ目は、野生個体の適合時関門を閉じることである。抗真菌薬と温熱療法は、実験室でカエルツボカビに感染したカエルを治療するために用いられており、野生の個体群を救うのに十分な数の個体を捕獲、治療、解放するかたちで、これらの治療を拡大できる可能性がある。生物学者たちはまた、耐性種の皮膚ペプチドで両生類を治療すること、あるいはカエルツボカビを抑制する抗真菌化合物を生成する細菌を使って個体または集団全体を治療することを提案している。一部の研究者たちは最近、実験室で両生類を死んだカエルツボカビにさらすと、カエルツボカビに対して部分的に抵抗性をもつようになることを発見した。ただし、この発見を実際に病気と闘う際の戦略に応用できるかどうかを判断するのは時期尚早である。

カエルツボカビとの闘いは、すべての予防計画が直面する二つの根本的な問題、つまり知識と資源の不足に直面している。犠牲者がどんなに可愛くて興味深くても、野生動物の病気がヒトの病気と同じように人々の興味を引くことは決してない。知識を獲得するにはそのための資源を必要とするが、常に資源不足、知識不足に悩まされることになる。だが、私たちにはいくつかの強みがある。カエルツボカビの発生を抑制し、カエルツボカビに対する抵抗性をもつ個体を繁殖させる。治療法を評価するために実験的な感染が役に立つと思われる場合には、そうした個体を選別する（いずれの戦略もヒトの病原体の制御に対しては好ましくないものばかりだ）。カエルツボカビに関してはまだ実験段階で、実際の生息地で疾病対策を展開できないため、病原体による進化的対抗策について心配する必要はないが、この問題は、具体的な行動を開始すると必ず発生する。

野生動物の感染症は表面的には人間の感染症と異なるが、野生動物を追いつめる生理学的、生態学的、進化学的な力学は似ている。野生動物の病気を分析することは、長期的には、感染症の基本的な属性を理解するのに役立つ。また、経済的に価値のある収穫物や捕獲物を守ることにも役立つ。「自然集団のなかで、病気がどのようにしてうつるのか」を理解することは、人間にうつる可能性のある人獣共通感染症に対する早期警告装置になるかもしれない。おそらく多くの生物学者（本書の著者を含む）は根本的に、可能なかぎり動物を保護する倫理的な責任があると感じている。私たちの行動が種を脅かす病気の蔓延に影響する可能性がある場合には、特にそうだ。

# 8

# 今後の展望

本書では、いくつかの重要な感染症について、生態学上、進化学上の原則、さらにはそれらの原則が治療と感染予防にどのように役立つかについて駆け足で見てきた。私たちは社会経済的重要性と生態学的、進化学的関心に基づき、病気の原因を網羅するつもりで事例を選択した。選択は、読者の皆さんに比較的なじみのある感染症にかたよってしまったかもしれないが……。

残念ながら、多くの人々を苦しめ、数十万人の命を奪い、数百万年の障害調整生存年数（DALYs）を毀損し、数十億ドルの費用を要するいくつもの感染症を割愛した。そのなかには、結核（私たちが取り上げなかった最も重大な病気だ）、ポリオ（急性灰白髄炎または小児麻痺）、住血吸虫症（肝障害などを引き起こす寄生虫症、主にサハラ以南アフリカの人々に影響を与える）も含まれる。これらの病気の多くは、開発途上にある熱帯諸国に流行しているため、[1]「かえりみられない熱帯病」と呼ばれて分類上独立して区分され、それらの感染症に特化した科学雑誌も存在している。

また、歴史を形づくってきた興味深い病気のなかにも本書から除外したものがある。かつては人類史上最大の致命的感染症だった腺ペストは、抗生物質で比較的容易に治療できるようになった。天然痘は、ワクチン接種によって自然界[2]から根絶された最初の感染症だが、かつてはヨーロッパからの侵略者によってアメリカ大陸にもち込まれ、先住民を感染させて人口を激減させ、植民地化を加速させた。ヒトのはしかと似た遺伝子構造をもつウシの病気である牛疫は、死亡率が高く、在来種の[*3]草食野生動物を一掃した。その結果、東アフリカの景観は一変し、ツェツェバエが生息地とする草木が繁茂し、この吸血バエが媒介するトリパノソーマ原虫による眠り病（アフリカトリパノソーマ症）が根付くことになった。

本書で取り上げた感染症のうち、ＨＩＶ（ヒト免疫不全ウイルス）とカエルツボカビは比較的近年に現れた。２００９年のＨ１Ｎ１型パンデミック・インフルエンザも「最近出現した」ものとみなされるかもしれないが、新興というより既存の疾患である。重症急性呼吸器症候群（ＳＡＲＳ）や中東呼吸器症候群（ＭＥＲＳ）などの比較的新しい[*4]コロナウイルスについては論じる余地がなかった。オーストラリアや東南アジアのフルーツコウモリを

＊１　略称はＮＴＤｓで、ＷＨＯでは以下の17疾患を指す。デング熱、狂犬病、トラコーマ、ブルーリ潰瘍、トレポネーマ感染症（イチゴ腫を含む）、ハンセン病、シャーガス病（アメリカトリパノソーマ）、アフリカトリパノソーマ（眠り病）、リーシュマニア症、嚢虫症、メジナ虫症（ギニア虫症）、包虫症、食物媒介吸虫類感染症、リンパ系フィラリア症（象皮病）、オンコセルカ症（河盲症）、住血吸虫症（ビルハルツ住血吸虫）、土壌伝播寄生虫症（腸内寄生虫）

＊２　研究目的でアメリカ疾病予防管理センターとロシア国立ウイルス学・生物工学研究センターの二施設にのみ現存しているとされる

＊３　アフリカスイギュウ、エランド、キリン、レッサークードゥー、イボイノシシ、アンテロープ、ウシ科やブタ科の野生動物など

＊４　ＳＡＲＳはＳＡＲＳコロナウイルス（ＳＡＲＳ-ＣｏＶ）によるもので、2002年11月から2003年7月にかけて中国南部を起源として世界的規模で集団発生した。ＭＥＲＳはＭＥＲＳコロナウイルス（ＭＥＲＳ-ＣｏＶ）によるもので、2012年9月以降、中東地域で広く発生している

自然宿主とするヘニパウイルス属によるニパウイルス感染症、西ナイルウイルスやデングウイルスなどによる新興の昆虫媒介性感染症、ライム病を引き起こす細菌についても取り上げることができなかった。

　最終的に私たちが取り上げたものは、感染症を引き起こす可能性のある微生物のなかでも狭い範囲にとどまっている。確かに、病原体の大部分はインフルエンザウイルスやＨＩＶなどの「ウイルス」、コレラ菌などの「細菌」、マラリア原虫などの「原虫」、カエルツボカビなどの「真菌」が占めている。私たちは回虫（線虫）やヒラムシ（扁形動物）などの「多細胞性寄生虫」を除外した。こうしたマクロパラサイトは伝統的にウイルスや細菌、真菌などのマイクロパラサイトとは別物と考えられてきたが（第2章参照）、疫学上、生態学上、進化学上は同じ原則に従っている。多細胞性寄生虫と原虫はまた、「かえりみられない熱帯病」の大半を占める。これらの疾患は一般に、比較的貧しい開発途上国に限られていること、また急性疾患ではなく慢性的な消耗を引き起こす傾向から、従来、別のカテゴリーに位置づけられてきた。

　この数十年間に、研究者たちはまるでサイエンス・フィクションにでも出てきそうな新型感染症をいくつも発見してきた。その一つであるプリオンと呼ばれる感染性のある病原体タンパク質は、誤って折りたたまれたタンパク質がその構造を正常な構造のタンパク質に伝達し、自身と同じ異常型構造に変換することによって宿主内で増殖する。18世紀からヒツジに感染することが知られているスクレイピー病や、１９６０年代にアメリカ・コロラド州で感染したシカから検出された慢性消耗性疾患（ＣＷＤ）などのプリオン病は、動物がプリオンタンパク質で汚染された植物を食べることによって、ある動物から別の動物に伝染する。プリオンタンパク質は、動物の体液（唾液、排泄物、羊水）によって汚染された環境や死体を通じて土壌に放出されると、植物に感染し、感染サイクルを完成させるのだ。

１９９０年代に「狂牛病」と呼ばれてイギリスのマスコミをにぎわせたプリオン病は、その正式な名称を「牛海綿状脳症（ＢＳＥ）」という（ヒトが感染して発症した場合、「変異型クロイツフェルト・ヤコブ病（ＣＪＤ）」と呼ばれる）。イギリスの大衆はこの致命的な神経変性疾患にかかることを恐れると同時に、ウシたちの不本意な共食いを原因とするこの感染症のグロテスクさに興味をそそられた。本来草食であるはずのウシたちは、成長促進のために他のウシの脳や脊髄組織を含むタンパク質サプリメント（肉骨粉）を与えられていた。動物が自然発生的にプリオン病に罹患することは非常にまれで、その原因の大半は遺伝子異常だ。異常なプリオンに侵された動物の残骸（食肉に使用された後のくず肉や血液、内臓、骨など）が他の動物たちの飼料に混ざると、悲劇が起きる。20世紀初頭、ウシではなくヒトの共食いを伴うプリオン病の不気味な流行が、パプアニューギニアに住むフォレ族に発生した。[*5] フォレ族には、親戚が亡くなると、その遺体を食べるという葬儀習慣があった。だが、20世紀半ばにこの習慣をやめることによって、病気は姿を消した。

今後数十年で感染症予防はどのようになっていくのだろうか。感染症は——既存のものも今後新たに出現するものも——あなたと家族の健康と幸福にどのような影響を与えるのだろうか。感染症の生態と進化は、どのように変わっていくのだろうか。

まずわかっているのは、フランスのことわざにあるように、「いくらうわべが変わっても、本質は変わらない」ということである。感染症がどのようにして伝播するのかを理解し、適合時関門を閉じるワクチンと治療法を開発したことは、病気の予防と治療に大変革をもたらしたが、感染症の生態を動かす基本は何一つ変わっていない。人間はいくつもの大きな成功を収めてきた。たとえば、天然痘と牛疫を完全に根絶やしにし、社会的、政治的、経済的理由から最終段階に進むのはかなり困難とはいえ、ポリオとはしかは根絶直前の病気となっている。ＨＩＶの根絶は想像しがたいが、治療法が開発されるにつれて、感染者（少なくとも優れた医療を受けられる患者）は病気に耐え、非感染者と同水準の余命を全うできるようになってきた。

しかし、敵に押されて形勢不利になっているものもある。結核は、特にＨＩＶと重感染する形で再興した。[*6] マラリア対策も最初の数十年は楽観視されていたが、後退しつつある。

ライム病、西ナイル熱、Ｈ１Ｎ１型インフルエンザなどの新しい人獣共通感染症もあふれている。最も恐ろしい失敗は、おそらくメチシリン耐性黄色ブドウ球菌（ＭＲＳＡ）や耐性マラリア、多剤耐性結核に見られる薬剤耐性菌の出現だろう。私たちは再び治療不可能な病気の幻影に悩まされることを余儀なくされている。

感染症のない未来などというものは、現実離れした夢想にすぎない。生きとし生けるものは生命の誕生以来、互いに寄生し合っており、人間がどんなに介入しようとそれを変えることはできない。新しい感染症は、既存の感染症の遺伝子が突然変異や組み換えを行ったり、動物由来の感染症が伝播したりすることによって生まれる。また、既存の感染症も、人間による制御から逃れるために進化し続ける。私たちにできるのは、感染症が常に自分たちの身近にあることを理解しながら、その影響を最小限に抑えることである。私たちはパンデミックを遅らせたり止めたりすることができる。たとえ感染症を完全に克服できなくても、それが引き起こす死や不幸を減らすことは可能だ。

感染症に対する私たちの理解は、この50年間でどのように変化したのだろうか。治療に

---

＊５　このプリオン病はパプアニューギニアの風土病として、クールー病と呼ばれている

＊６　結核はHIV陽性者の最大の死亡原因（約3分の1）であり、感染者は結核発症の可能性が20倍高くなるといわれる

関していえば、集団から個人へと移行した。この流れから私たちが学んだことは、感染症を食い止めるには、感染後に個人を治療するのとは別に、集団への対策も依然として重要だということである。感染症の影響を最小限に抑える最も簡単な方法は、最初にその発生を最小限に抑え込むことにある。病気の予防には、集団と個人の双方から対処すると相乗効果がある。そのことを私たちはすでに学んだ。集団免疫もその一つだ（第2章参照）。

本書の事例が示すように、感染症を引き起こす微生物は進化する。結核は、原因菌の抗生物質耐性が進んだために、一部で再び出現している。ＨＩＶは、他の霊長類から宿主を移行しただけでなく、ヒトの体内でより生き残りやすく進化した。一方で、突然変異は不規則に発生することを忘れてはならない。比較的無害な細菌と危険な病原性遺伝子をもつ細菌やウイルスとの遭遇も不規則に起こる。そうした不規則性から考えれば、存在する微生物が少ないほど、微生物が（遭遇し）進化して病原性をもつ可能性も低くなる。考えてみよう。ウイルスが20あり、抗ウイルス剤に耐性をもつ突然変異が１００万回に１回しか発生しない場合、そのうちの一つがそのまれな突然変異を起こす可能性はほとんどない。しかし、ウイルスが10億個ある場合、突然変異が起こることは避けられない。したがって、有効なワクチンの接種や隔離による集団への介入を通じて、感染する微生物の数を少なく抑えることで、それらが進化してより危険な状態になる可能性を減らすことができる。ことわざにもあるように、「予防は治療に勝る」。

過去の疾病対策の失敗から学んだ教訓の一つは、近代分子生物学が起こす奇跡には限界があるということだ。ワクチンは、人体がすでに迅速で有効な免疫反応を示している場合に最も簡単に開発できる。一方、ＨＩＶやマラリア、結核など、免疫反応を回避するために衣装替えのような進化的トリックを用いる感染症の場合は、天然痘を根絶し、はしかとポリオを根絶の瀬戸際まで追い込んだような安価で有効なワクチンの開発は容易ではない。

特効薬に限界があることはわかったが、私たちには病原体の検出と治療の両方に役立つ新しい技術もある。以前は、ウイルスを同定したり、細菌の抗生物質耐性を調べたりするのに、数日から数週間の日数を要した。たとえば、ウイルスの分類には詳細な顕微鏡検査や時間のかかる免疫学的手法が必要だったり、耐性を調査するにはさまざまな抗生物質を含んだプレート上で増殖する細菌の能力を評価する必要があった。それがいまやシーケンシング[＊7]によって遺伝子の配列を決定することで、細菌やウイルスを数時間以内に診断し、特徴づけることができる。さらに、こうした技術はもはや実験室の熟練した技術者に委ねるものではなくなった。野外条件下でも未処理のサンプル（唾液や血液など）に適したシー

＊７　ＤＮＡを構成する塩基配列を決定する実験

ケンシング技術の適用が可能になっており、その費用も月単位で下がってきている。このような遺伝子配列決定技術は、バクテリオファージ(第5章の注5参照)を用いた治療法の一部として使用する正しい種類のファージを調整することによって、細菌感染症の治療にも役立つかもしれない。

私たちが学んだもう一つの教訓は、人間の行動変容の有効性と限界だ。森に入った後にはダニがついていないか全身を徹底的にチェックし、見知らぬ人との体液の交換をやめ、咳が出るときには家にいる(あるいは子どもを外出させない)ことで、多くの感染症の接触時関門を閉じることができる。しかし、私たちは感染症対策が比較的簡単そうに見える場合でも、感染した結果(HIVに感染するなど)が悲惨な場合でも、現実的経済的な損害を考えて、行動を変えないことがある。これは、自分自身や他の人々を依然として感染症にさらし続けることを意味する。本書の読者にとって、これは比較的よいニュースといえるかもしれない。自分が感染するのを防ぎ、感染している場合は他の人への感染を止める簡単な方法はたくさんあることを意味するからだ。しかし、人間は全体的に頑固な生き物であり、優先順位が葛藤することも多い。生計を立てたり、わずかな時間を節約したりすることを、自分や他の人々を感染から救う習慣よりも優先しがちだ。

感染症予防における重要な分野の一つに、感染症の危険性と予防のために自身ができることを、一般の人々に正確かつ効果的に伝える方法を考え出すことがある。個人の利益と集団の利益は一致しないことがある。たとえば、病気になったときに仕事に出かけずに家にいることは、同僚には利益をもたらすとしても、一日分の給料や上司の信用を失うという利己的な意味ではまずい判断かもしれない。私たちは個人の自由を過度に制限することなく、アメとムチを巧みに使い分けながら、公衆衛生の目標遵守を促す政策を立てなければならない。

人類によって環境が継続的な圧力にさらされている現状も、「いくらうわべが変わっても、本質は変わらない」ことの一つである。都市化と人口増加がますます進むと、動物が媒介する新しい病原体に感染する確率が高まる。人間が以前は誰も住んでいなかった動植物の生息地に移住したり、環境に手を加えたりすると、動物や媒介者が運ぶ寄生微生物との遭遇確率が高くなる。これは熱帯病だけでなく、「温帯病」（ライム病を思い出そう）にも当てはまる。水をきれいにする、現代的な大都市に集まる、熱帯林を一掃するなど、さまざまな方法で人は環境を変えている。これにより、疫学的景観は良くも悪くも変化する。

感染症流行の原因に、化石燃料による二酸化炭素の大気への排出とそれに伴う気候変動という、制御されることのない史上最大規模の実験の影響があるのかどうかについて、疫学者たちは長い間、激しい議論を繰り広げている。一方で、生態学的変化が疫学的変化をもたらすことについては疑いの余地はない。多くの動物種の生息域が気候変動に応じて変化することがすでに観察されており、この変化は蚊などの媒介昆虫にも当てはまる。東アフリカ高地など特定の地域では、気温上昇が実際にマラリア発生率の上昇を招いている可能性が高い。ただし、気候変動が地域に与える影響は複雑であり、そうした影響には変動性、季節的な分布、水循環および地域全体の気温の変化などが含まれる。さらに、生態系と地域の気候の相互作用の複雑さと予測不可能性を考えると、「気候変動が感染症になんらかの影響を与えていることは確かだが、それがどのようなものなのかを正確に知ることは難しい」とする科学者もいる。

蚊の問題も興味深い。一見すると、私たちが知っているいくつもの深刻な感染症を引き起こす蚊を駆除するのはよいことのように思える。確かに、最近の科学者たちはマラリアの薬剤耐性問題に焦点を絞りすぎる傾向にある。一方、蚊の駆除を開始すれば、薬剤耐性問題を完全に無視することも可能だ。しかし、実際に蚊を駆除するには、湿地の排水や農薬の使用といった介入が必要となり、他の多くの種の命をも奪うことになる。そして、マラリアが抗マラリア薬に耐性をもつように、蚊も殺虫剤に耐性をもつようになる。ここにはさらに重要な主張が存在している。それは、感染症について思考を停滞させてはいけないということだ。一つの解決策（抗マラリア薬）への過信も、感染症という多面的な問題の一部（たとえば、病原体の薬剤耐性）に集中しすぎることも、あらゆる種類の問題を解決しようとする能力を制限してしまう可能性がある。

人間の健康は、特効薬や日頃の習慣、またはその両方によって邪悪な病原体を打ち負かすだけでは達成されない。病原体も私たちと同じ生態系に組み込まれている。本書ではそのことについて議論することはほとんどなかったが、人間の諸活動は感染症の流行にも大きな影響を及ぼす。『新約聖書』の「黙示録」に登場する４人の騎士たちはそれぞれ、戦争、飢饉、疫病、そして死を象徴している。この４人が一つの集団を構成しているのには理由がある。最悪の感染症を取り除く最も効果的な方法は、世界の平和と繁栄を達成することだと暗示しているのである。残念なことに、生態学と進化学について理解すればするほど、生態と進化は強固に感染症と結びついていることが明らかとなる。

「いくらうわべが変わっても、本質は変わらない」ように、エボラウイルスの発生はすでに西アフリカで何千人もの命を奪っている。エボラ出血熱の出現は、本書を通して私たちが論じてきた多くの重要な事実を浮き彫りにした。エボラ出血熱は人獣共通感染症で、そのウイルスはコウモリ由来の可能性が高い。コウモリからヒトへの移行はまれだが、さまざまなウイルス株の遺伝子解析により、突然変異が複数回発生したことがわかる。適合時関門を閉じるための技術的な処置は短期的には不可能だが（エボラ出血熱に対する信頼に足るワクチンや薬物療法は確立されていない）、[*8]輸液管理などの対症療法は結果を改善する。隔離は、接触時関門を閉じるのに効果的であり、流行初期の段階では最も効果を発揮した。ただし、植民地から独立した西アフリカの基幹施設だけでは、エボラ出血熱に対処することはできなかったし、現在も対処できない。だが、世界の注目は別のところにある。この感染症も、これまで議論してきた他の多くの感染症と同様、地球規模の移動手段の発達が、北米やヨーロッパへの輸出と突然変異を可能にしたということである。これまでのところ、アフリカ以外の国々での感染は直ちに抑え込まれている。

ＨＩＶと同様、エボラ出血熱もその病気への恐怖によって患者が非難の的となっている。人々は当然のように、自身や家族の感染を隠そうとし、その力学を理解しようとする試みをさらに複雑なものにする。ボランティアとしてアフリカで医療を行ったあとに帰国した国際的な医療従事者を非難してはいけない。同胞間の感染リスクと恐怖に賢明に対処することが重要である。そうしたことについて、多くの議論が繰り広げられた。恐怖はまた、最悪の流行地域だったサハラ以南アフリカで食糧不足を招き、隔離を困難にし、さらなる危機を生んだ。

エボラ出血熱は、その伝播様式とアフリカでの致死率の高さから、人々を恐怖に陥れた。感染者、特に亡くなった患者の体液（血液、唾液、分泌物など）はすべて、ウイルスに汚染されている。しかし、この恐ろしい伝播様式は、エボラ出血熱の感染源が比較的狭いことを意味してもいる。ウイルスと接触すれば感染することになるのだが、一般の人にとっては感染源となりうる対象は狭く、たとえば汚染された体液に触れる機会は多くはない。そのため、医療従事者と死者の世話をする人以外の人が罹患することは少ない（残念ながら、アフリカには亡くなった人の親戚の多くが葬式の直前と最中に遺体に触れる伝統的な葬儀習慣があるため、罹患してしまう可能性がある）。たとえば、アフリカから移住してまもなくエボラ出血熱と診断されて亡くなったアメリカで最初の人物、トーマス・ダンカンの家族は、すでにエボラ出血熱に感染していたダンカンと数日間一緒に暮らしたにもかかわらず、感染することはなかった。病院でダンカンの世話をした看護師のうち二人は感染したが、幸いにも回復している。

　本書執筆時点（２０１４年）では、エボラ出血熱の流行の軌跡を予測することは困難だ。しかし本書が刊行される頃に、さらに別の感染症が出現するのは避けられないことのように思われる。「いくらうわべが変わっても、本質は変わらない」。招待した覚えがないのにパーティーにやって来た、仮面をかぶった見知らぬ人物には丁寧に断りを入れて、ビュッ

＊8　水分や電解質などを点滴静注により投与する治療法

フェ形式の食事に手をつける前に念入りに手洗いをしてもらう必要がある。そして、予防接種がいかに効果的かという話をして、パーティーの客たちを楽しませよう。どんな薬も医師の指示通りに服用しよう（ただし、医師と十分話し合ったあとで）。感染症のない世界に住むことはできないが、賢明な行動をとれば、より安全に暮らすことはできる。

# 参考文献

## 第1章　はじめに


Blake, John B. 1952. 'The Inoculation Controversy in Boston: 1721-1722'. *The New England Quarterly* 25 (4): 489-506.

Brault, Aaron C., Claire Y.-H. Huang, Stanley A. Langevin, Richard M. Kinney, Richard A. Bowen, Wanichaya N. Ramey, Nicholas A. Panella, Edward C. Holmes, Ann M. Powers, and Barry R. Miller. 2007. 'A Single Positively Selected West Nile Viral Mutation Confers Increased Virogenesis in American Crows'. *Nature Genetics* 39 (9): 1162-6.

Combes, Claude. 2005. *The Art of Being a Parasite*. Chicago, IL: University of Chicago Press.

Davies, Julian. 1995. 'Vicious Circles: Looking Back on Resistance Plasmids'. *Genetics* 139 (4): 1465.

D'Costa, Vanessa M., Christine E. King, Lindsay Kalan, Mariya Morar, Wilson W. L. Sung, Carsten Schwarz, Duane Froese, et al. 2011. 'Antibiotic Resistance Is Ancient'. *Nature* 477 (7365): 457-61.

Garrett, Laurie. 1995. *The Coming Plague: Newly Emerging Diseases in a World Out of Balance*. Reprint edition. New York: Penguin Books.

Mackowiak, Philip A., and Paul S. Sehdev. 2002. 'The Origin of Quarantine'. *Clinical Infectious Diseases* 35 (9): 1071-2.

Miranda, Mary Elizabeth G., and Noel Lee J. Miranda. 2011. 'Reston Ebolavirus in Humans and Animals in the Philippines: A Review'. *Journal of Infectious Diseases* 204 (suppl. 3): S757-60.

Stearns, Stephen C., and Jacob C. Koella. 2008. *Evolution in Health and Disease*. 2nd edition. Oxford; New York: Oxford University Press.


## 第2章　感染の正体を探る——さまざまな尺度で見る感染


Bernoulli, Daniel, and Sally Blower. 2004. 'An Attempt at a New Analysis of the Mortality Caused by Smallpox and of the Advantages of Inoculation to Prevent It'. *Reviews in Medical Virology* 14 (5): 275-88.

Combes, Claude. 2004. *Parasitism: The Ecology and Evolution of Intimate*

*Interactions*. Translated by Isaure de Buron and Vincent A. Connors. Chicago: University Of Chicago Press.

Hethcote, Herbert W. 1994. ‘A Thousand and One Epidemic Models’. In *Frontiers in Mathematical Biology*, edited by Simon A. Levin, 504–15. Lecture Notes in Biomathematics 100. Berlin: Springer.

Keeling, Matthew James, and Pejman Rohani. 2008. *Modeling Infectious Diseases in Humans and Animals*. Princeton: Princeton University Press.

McGovern, B., E. Doyle, L. E. Fenelon, and S. F. FitzGerald. 2010. ‘The Necktie As a Potential Vector of Infection: Are Doctors Happy to Do Without?’ *The Journal of Hospital Infection* 75 (2): 138–9.

Thomas, Y., G. Vogel, W. Wunderli, P. Suter, M. Witschi, D. Koch, C. Tapparel, and L. Kaiser. 2008. ‘Survival of Influenza Virus on Banknotes’. *Applied and Environmental Microbiology* 74 (10): 3002–7.

## 第3章　インフルエンザ

Adams, Patrick. 2012. ‘The Influenza Enigma’. *Bulletin of the World Health Organization* 90 (4): 245.

Cohen, Jon, and David Malakoff. 2012. ‘On Second Thought, Flu Papers Get Go-Ahead’. *Science* 336 (6077): 19–20.

Dushoff, Jonathan, Joshua B. Plotkin, Cécile Viboud, David J. D. Earn, and Lone Simonsen. 2006. ‘Mortality Due to Influenza in the United States: An Annualized Regression Approach Using Multiple-Cause Mortality Data’. *American Journal of Epidemiology* 163 (2): 181–7.

Lipsitch, M., and C. Viboud. 2009. ‘Influenza Seasonality: Lifting the Fog’. *Proceedings of the National Academy of Sciences* 106 (10): 3645–6.

Loeb, M., M.L. Russell, L. Moss, et al. 2010. ‘Effect of Influenza Vaccination of Children on Infection Rates in Hutterite Communities: A Randomized Trial’. *JAMA* 303 (10): 943–50.

Mereckiene, Jolita, Suzanne Cotter, F. D’Ancona, C. Giambi, A. Nicoll, Daniel Levy-Bruhl, P. L. Lopalco, et al. 2010. ‘Differences in National Influenza Vaccination Policies Across the European Union, Norway and Iceland 2008–2009’. <https://lenus.ie/hse/handle/10147/125883>.

Nobusawa, Eri, and Katsuhiko Sato. 2006. ‘Comparison of the Mutation

Rates of Human Influenza A and B Viruses'. *Journal of Virology* 80 (7): 3675–8.

Roach, Jared C., Gustavo Glusman, Arian F. A. Smit, Chad D. Huff, Robert Hubley, Paul T. Shannon, Lee Rowen, et al. 2010. 'Analysis of Genetic Inheritance in a Family Quartet by Whole-Genome Sequencing'. *Science* 328 (5978): 636–9.

Schuchat, Anne. 2010. 'CDC Response: H1N1 Presentation for Immunization Update 2010'. Centers for Disease Control and Prevention, 27 July. <http://www.cdc.gov/h1n1flu/imm_update_transcript.htm>.

Simonsen, Lone, Peter Spreeuwenberg, Roger Lustig, Robert J. Taylor, Douglas M. Fleming, Madelon Kroneman, Maria D. Van Kerkhove, Anthony W. Mounts, W. John Paget, and the GLaMOR Collaborating Teams. 2013. 'Global Mortality Estimates for the 2009 Influenza Pandemic from the GLaMOR Project: A Modeling Study'. *PLoS Med* 10 (11): e1001558.

Tamerius, James, Martha I. Nelson, Steven Z. Zhou, Cécile Viboud, Mark A. Miller, and Wladimir J. Alonso. 2011. 'Global Influenza Seasonality: Reconciling Patterns across Temperate and Tropical Regions'. *Environmental Health Perspectives* 119 (4): 439–45.

## 第4章 HIV

Faria, Nuno R., Andrew Rambaut, Marc A. Suchard, Guy Baele, Trevor Bedford, Melissa J. Ward, Andrew J. Tatem, et al. 2014. 'The Early Spread and Epidemic Ignition of HIV-1 in Human Populations'. *Science* 346 (6205): 56–61.

Frank, Steven A. 2002. *Immunology and Evolution of Infectious Disease.* Princeton, NJ: Princeton University Press.

Fraser, C., K. Lythgoe, G. E. Leventhal, G. Shirreff, T. D. Hollingsworth, S. Alizon, and S. Bonhoeffer. 2014. 'Virulence and Pathogenesis of HIV-1 Infection: An Evolutionary Perspective'. *Science* 343 (6177).

Holmes, Edward C. 2009. *The Evolution and Emergence of RNA Viruses.* Oxford: Oxford University Press.

Marx, Preston A., Phillip G. Alcabes, and Ernest Drucker. 2001. 'Serial Human Passage of Simian Immunodeficiency Virus by Unsterile

Injections and the Emergence of Epidemic Human Immunodeficiency Virus in Africa'. *Philosophical Transactions of the Royal Society B: Biological Sciences* 356 (1410): 911-20.

Mild, Mattias, Rebecca R. Gray, Anders Kvist, Philippe Lemey, Maureen M. Goodenow, Eva Maria Fenyö, Jan Albert, Marco Salemi, Joakim Esbjörnsson, and Patrik Medstrand. 2013. 'High Intrapatient HIV-1 Evolutionary Rate Is Associated with CCR5-to-CXCR4 Coreceptor Switch'. *Infection, Genetics and Evolution* 19 (October): 369-77.

Müller, Viktor, and Sebastian Bonhoeffer. 2008. 'Intra-Host Dynamics and Evolution of HIV Infection'. In *Origin and Evolution of Viruses*, 2nd edition, edited by Esteban Domingo, Colin R. Parrish, and John J. Holland, 279-301. London: Academic Press.

Novembre, John, and Eunjung Han. 2012. 'Human Population Structure and the Adaptive Response to Pathogen-Induced Selection Pressures'. *Philosophical Transactions of the Royal Society B: Biological Sciences* 367 (1590): 878-86.

Sharp, Paul M., and Beatrice H. Hahn. 2011. 'Origins of HIV and the AIDS Pandemic'. *Cold Spring Harbor Perspectives in Medicine* 1 (1): a006841.

## 第5章　コレラ

Colwell, Rita R. 1996. 'Global Climate and Infectious Disease: The Cholera Paradigm'. *Science*, New Series, 274 (5295): 2025-31.

Jubair, Mohamma, J. Glenn Morris, and Afsar Ali. 2012. 'Survival of *Vibrio cholerae* in Nutrient-Poor Environments Is Associated with a Novel "Persister" Phenotype'. *PLoS ONE* 7 (9): e45187.

Kaper, J. B., J. G. Morris, and M. M. Levine. 1995. 'Cholera'. *Clinical Microbiology Reviews* 8 (1): 48-86.

Kitaoka, Maya, Sarah T. Miyata, Daniel Unterweger, and Stefan Pukatzki. 2011. 'Antibiotic Resistance Mechanisms of *Vibrio cholerae*'. *Journal of Medical Microbiology* 60 (4): 397-407.

Morris, J. Glenn. 2011. 'Cholera: Modern Pandemic Disease of Ancient Lineage'. *Emerging Infectious Diseases* 17 (11).

Nelson, Eric J., Ashrafuzzaman Chowdhury, James Flynn, Stefan Schild, Lori Bourassa, Yue Shao, Regina C. LaRocque, Stephen B.

Calderwood, Firdausi Qadri, and Andrew Camilli. 2008. 'Transmission of *Vibrio cholerae* Is Antagonized by Lytic Phage and Entry into the Aquatic Environment'. *PLoS Pathog* 4 (10): e1000187.

Zuger, Abigail. 2011. 'Small Fixes: Folding Saris to Filter Cholera-Contaminated Water'. *The New York Times*, 26 September. <http://www.nytimes.com/2011/09/27/health/27sari.html>.

## 第6章　マラリア

Faust, E. C. 1951. 'The History of Malaria in the United States'. *American Scientist* 39 (1): 121-30.

Gladwell, Malcolm. 2001. 'The Mosquito Killer'. *The New Yorker*, 2 July. <http://www.newyorker.com/magazine/2001/07/02/ the-mosquito-killer>.

Hedrick, Philip W. 2012. 'Resistance to Malaria in Humans: The Impact of Strong, Recent Selection'. *Malaria Journal* 11 (October): 349.

Kantele, Anu, and T. Sakari Jokiranta. 2011. 'Review of Cases with the Emerging Fifth Human Malaria Parasite, *Plasmodium knowlesi*'. *Clinical Infectious Diseases* 52 (11): 1356-62.

Klayman, D. L. 1985. 'Qinghaosu (artemisinin): An Antimalarial Drug from China'. *Science* 228 (4703): 1049-55.

Krief, Sabrina, Ananias A. Escalante, M. Andreina Pacheco, Lawrence Mugisha, Claudine André, Michel Halbwax, Anne Fischer, et al. 2010. 'On the Diversity of Malaria Parasites in African Apes and the Origin of *Plasmodium falciparum* from Bonobos'. *PLoS Pathog* 6 (2): e1000765.

Lalremruata, Albert, Markus Ball, Raffaella Bianucci, Beatrix Welte, Andreas G. Nerlich, Jürgen F. J. Kun, and Carsten M. Pusch. 2013. 'Molecular Identification of Falciparum Malaria and Human Tuberculosis Co-Infections in Mummies from the Fayum Depression (Lower Egypt)'. *PLoS ONE* 8 (4): e60307.

Liu, Weimin, Yingying Li, Gerald H. Learn, Rebecca S. Rudicell, Joel D. Robertson, Brandon F. Keele, Jean-Bosco N. Ndjango, et al. 2010a. 'Origin of the Human Malaria Parasite *Plasmodium falciparum* in Gorillas'. *Nature* 467 (7314): 420-5.

Liu, Weimin, Yingying Li, Katharina S. Shaw, Gerald H. Learn, Lindsey J.

Plenderleith, Jordan A. Malenke, Sesh A. Sundararaman, et al. 2014. 'African Origin of the Malaria Parasite *Plasmodium vivax*'. *Nature Communications* 5 (February).

Nosten, François H. 2014. 'How to Beat Malaria, Once and for All'. *The New York Times*, 7 June. <http://www.nytimes.com/2014/06/08/opinion/sunday/how-to-beat-malaria-once-and-for-all.html>.

Outlaw, Diana C., and Robert E. Ricklefs. 2011. 'Rerooting the Evolutionary Tree of Malaria Parasites'. *Proceedings of the National Academy of Sciences* 108 (32): 13183-7.

Piel, Frédéric B., Anand P. Patil, Rosalind E. Howes, Oscar A. Nyangiri, Peter W. Gething, Thomas N. Williams, David J. Weatherall, and Simon I. Hay. 2010. 'Global Distribution of the Sickle Cell Gene and Geographical Confirmation of the Malaria Hypothesis'. *Nature Communications* 1: 104.

Poinar, G., and S. R. Telford. 2005. '*Paleohaemoproteus burmacis* Gen. N., Sp. N. (Haemospororida: Plasmodiidae) from an Early Cretaceous Biting Midge (Diptera: Ceratopogonidae)'. *Parasitology* 131 (01): 79-84.

Rich, Stephen M., Monica C. Licht, Richard R. Hudson, and Francisco J. Ayala. 1998. 'Malaria's Eve: Evidence of a Recent Population Bottleneck throughout the World Populations of *Plasmodium falciparum*'. *Proceedings of the National Academy of Sciences* 95 (8): 4425-30.

Rich, Stephen M., and Guang Xu. 2011. 'Resolving the Phylogeny of Malaria Parasites'. *Proceedings of the National Academy of Sciences* 108 (32): 12973-4.

Tishkoff, Sarah A., Robert Varkonyi, Nelie Cahinhinan, Salem Abbes, George Argyropoulos, Giovanni Destro-Bisol, Anthi Drousiotou, et al. 2001. 'Haplotype Diversity and Linkage Disequilibrium at Human G6PD: Recent Origin of Alleles that Confer Malarial Resistance'. *Science* 293 (5529): 455-62.

Webb, James L. A. 2009. 'The Long Shadow of Malaria Interventions in Tropical Africa'. *The Lancet* 374 (9705): 1883-4.

### 第7章　カエルツボカビ

Blaustein, Andrew R., John M. Romansic, Erin A. Scheessele, Barbara

A. Han, Allan P. Pessier, and Joyce E. Longcore. 2005. 'Interspecific Variation in Susceptibility of Frog Tadpoles to the Pathogenic Fungus *Batrachochytrium dendrobatidis*. *Conservation Biology* 19 (5): 1460-8.

Briggs, Cheryl J., Vance T. Vredenburg, Roland A. Knapp, and Lara J. Rachowicz. 2005. 'Investigating the Population-Level Effects of Chytridiomycosis: An Emerging Infectious Disease of Amphibians'. *Ecology* 86 (12): 3149-59.

Burke, Katie L. 2013. 'Probiotics for Frogs'. *American Scientist* 100 (3): 190.

Fisher, Matthew C., Trenton W. J. Garner, and Susan F. Walker. 2009. 'Global Emergence of *Batrachochytrium dendrobatidis* and Amphibian Chytridiomycosis in Space, Time, and Host'. *Annual Review of Microbiology* 63 (1): 291-310.

Gervasi, Stephanie S., Jenny Urbina, Jessica Hua, Tara Chestnut, Rick A. Relyea, and Andrew R. Blaustein. 2013. 'Experimental Evidence for American Bullfrog (*Lithobates catesbeianus*) Susceptibility to Chytrid Fungus (*Batrachochytrium dendrobatidis*)'. *EcoHealth* 10 (2): 166-71.

Kilpatrick, A. Marm, Cheryl J. Briggs, and Peter Daszak. 2010. 'The Ecology and Impact of Chytridiomycosis: An Emerging Disease of Amphibians'. *Trends in Ecology & Evolution* 25 (2): 109-18.

Lips, Karen R., Jay Diffendorfer, Joseph R. Mendelson III, and Michael W. Sears. 2008. 'Riding the Wave: Reconciling the Roles of Disease and Climate Change in Amphibian Declines'. *PLoS Biol* 6 (3): e72.

Martel, An, Annemarieke Spitzen-van der Sluijs, Mark Blooi, Wim Bert, Richard Ducatelle, Matthew C. Fisher, Antonius Woeltjes, et al. 2013. '*Batrachochytrium salamandrivorans* Sp. Nov. Causes Lethal Chytridiomycosis in Amphibians'. *Proceedings of the National Academy of Sciences* 110 (38): 15325-9.

McMahon, Taegan A., Laura A. Brannelly, Matthew W. H. Chatfield, Pieter T. J. Johnson, Maxwell B. Joseph, Valerie J. McKenzie, Corinne L. Richards-Zawacki, Matthew D. Venesky, and Jason R. Rohr. 2013. 'Chytrid Fungus *Batrachochytrium dendrobatidis* Has Nonamphibian Hosts and Releases Chemicals that Cause Pathology in the Absence of Infection'. *Proceedings of the National Academy of Sciences* 110 (1): 210-15.

McMahon, Taegan A., Brittany F. Sears, Matthew D. Venesky, Scott M.

Bessler, Jenise M. Brown, Kaitlin Deutsch, Neal T. Halstead, et al. 2014. 'Amphibians Acquire Resistance to Live and Dead Fungus Overcoming Fungal Immunosuppression'. *Nature* 511 (7508): 224-7.

Rachowicz, Lara J., Roland A. Knapp, Jess A. T. Morgan, Mary J. Stice, Vance T. Vredenburg, John M. Parker, and Cheryl J. Briggs. 2006. 'Emerging Infectious Disease As a Proximate Cause of Amphibian Mass Mortality'. *Ecology* 87 (7): 1671-83.

Rodriguez, D., C. G. Becker, N. C. Pupin, C. F. B. Haddad, and K. R. Zamudio. 2014. 'Long-Term Endemism of Two Highly Divergent Lineages of the Amphibian-Killing Fungus in the Atlantic Forest of Brazil'. *Molecular Ecology* 23 (4): 774-87.

Rosenblum, Erica Bree, Timothy Y. James, Kelly R. Zamudio, Thomas J. Poorten, Dan Ilut, David Rodriguez, Jonathan M. Eastman, et al. 2013. 'Complex History of the Amphibian-Killing Chytrid Fungus Revealed with Genome Resequencing Data'. *Proceedings of the National Academy of Sciences* 110 (23): 9385-90.

Rohr, Jason R., and Thomas R. Raffel. 2010. 'Linking Global Climate and Temperature Variability to Widespread Amphibian Declines Putatively Caused by Disease'. *Proceedings of the National Academy of Sciences* 107 (18): 8269-74.

## 第８章　今後の展望

Brown, P., R. G. Will, R. Bradley, D. M. Asher, and L. Detwiler. 2001. 'Bovine Spongiform Encephalopathy and Variant Creutzfeldt- Jakob Disease: Background, Evolution, and Current Concerns'. *Emerging Infectious Diseases* 7 (1): 6-16.

Fisman, David, Edwin Khoo, and Ashleigh Tuite. 2014. 'Early Epidemic Dynamics of the West African 2014 Ebola Outbreak: Estimates Derived with a Simple Two-Parameter Model'. *PLOS Currents Outbreaks*. 8 September. Edition 1.

Hewlett, Barry, and Bonnie Hewlett. 2007. *Ebola, Culture and Politics: The Anthropology of an Emerging Disease*. Andover: Cengage Learning.

Reiter, Paul, Christopher J. Thomas, Peter M. Atkinson, Simon I. Hay, Sarah E. Randolph, David J. Rogers, G. Dennis Shanks, Robert W. Snow, and Andrew Spielman. 2004. 'Global Warming and Malaria: A

Call for Accuracy'. *The Lancet Infectious Diseases* 4 (6): 323–4.
Suzuki, Y., and T. Gojobori. 1997. 'The Origin and Evolution of Ebola and Marburg Viruses'. *Molecular Biology and Evolution* 14 (8): 800–6.

## 図解一覧

## ▌著者

### マルタ・L・ウェイン／Marta L. Wayne

フロリダ大学教授。進化遺伝学。宿主と寄生微生物の共進化を理解するためのモデルシステムとして，キイロショウジョウバエとそのウイルスの研究に精力的に取り組んでいる。

### ベンジャミン・M・ボルカー／Benjamin M. Bolker

マクマスター大学（カナダ・オンタリオ州ハミルトン）教授。理論生態学。ヒト，アカライチョウ，アナホリゴファーガメ，ショウジョウバエなどのさまざまな宿主生物における感染症の力学を研究している。

## ▌監訳者

### 山本太郎／やまもと・たろう

1990年長崎大学医学部卒業。長崎大学および東京大学の大学院を修了（博士医学，博士国際保健学）。京都大学医学系研究科助教授，ハーバード公衆衛生大学院，コーネル大学・ベイル医学校留学，外務省国際協力局・課長補佐などを経て，2007年より長崎大学熱帯医学研究所国際保健学分野・主任教授。JICAやWHOの専門家としてジンバブエやハイチで感染症対策や研究に従事。主な著書に，『感染症と文明』（岩波書店），『疫病と人類』（朝日新聞出版），訳書に『エイズの起源』（みすず書房）。

## ▌訳者

### 青山 薫／あおやま・かおる

津田塾大学学芸学部英文学科卒業。出版社勤務を経て，書籍，雑誌，英語教材の編集に携わった後，渡仏してフランス語を学ぶ。翻訳は雑誌やCNNなどのメディアを中心に経験。主な訳書にデイヴィッド・フェルドマン著『アメリカン・トリビア』（朝日出版社）などがある。


---

# サイエンス超簡潔講座 感染症

---


2021年4月15日発行

| | |
|---|---|
| 著者 | マルタ・L・ウェイン，ベンジャミン・M・ボルカー |
| 監訳者 | 山本太郎 |
| 訳者 | 青山 薫 |
| 翻訳，編集協力 | 有限会社ルーベック |
| 編集 | 道地恵介，鈴木ひとみ |
| 表紙デザイン | 岩本陽一 |
| 発行者 | 高森康雄 |
| 発行所 | 株式会社 ニュートンプレス<br>〒112-0012 東京都文京区大塚 3-11-6<br>https://www.newtonpress.co.jp |




ISBN 978-4-315-52355-3


---


カバー，表紙画像：© moore_moore